Rosemarie Mieg

Krankheitsherd Zähne

Schnelle Heilung durch Erkenntnisse
der Herdforschung

Ratgeber Ehrenwirth

Dieses Buch soll Ihnen helfen, gesund zu leben.
Es kann kein Ersatz für die Untersuchung
und den Rat einer erfahrenen Ärztin oder eines Arztes sein,
insbesondere wenn Sie krank sind.
Suchen Sie deshalb unbedingt
eine Ärztin oder einen Arzt Ihres Vertrauens auf,
wenn Sie das Gefühl haben,
Sie sind nicht gesund.

3. Auflage 2001
ISBN 3-431-03556-6
© 1999 by Verlagsgruppe Lübbe GmbH & Co. KG
Internet: www.ehrenwirth.de
Umschlag: Konturwerk, Rainald Schwarz, München
Umschlagfoto: Tony Stone, München
Zeichnungen: Sonja Klebe, Großhelfendorf
Satz: Blank Satzstudio GmbH, München
Druck: Schoder Druck, Gersthofen
Printed in Germany

Inhalt

Mein Weg zur Herdforschung

Als ich 21 Jahre alt war, arbeitete ich im Labor eines Zahnarztes. Eines Morgens stellte ich fest, daß mein zweiter Zeh am linken Fuß feuerrot und angeschwollen war. Er paßte nicht einmal mehr in die Zehenreihe hinein. Erschrocken ging ich zum besten Hautarzt in München. Er begutachtete den Zeh gründlich, dann bat er mich, den Mund zu öffnen. »Warum?« fragte ich. »Meine Zähne sind in Ordnung.« Er aber deutete auf meinen unteren linken Weisheitszahn, der nur halb herausgekommen war. »Lassen Sie den Zahn ziehen«, forderte er.

Verwirrt verließ ich die Praxis. Zu meinem Chef sagte ich: »Diese Idee, daß der Weisheitszahn an meinem roten Zeh schuld sein soll, ist total verrückt.« Mein Chef war der gleichen Meinung und wollte mir den Zahn auch nicht entfernen. Dennoch hatte ich das Gefühl: Zu diesem weißhaarigen Hautarzt, der mit seinen etwa 60 Jahren für mich ein »uralter Mann« war, mußte man Vertrauen haben. Er wirkte auf mich sehr erfahren und wissend. Ich ließ mir also den Zahn ziehen – und schon am nächsten Morgen war mein Zeh weiß und stand wieder »in der Reihe«. Der Hautarzt war wirklich ein erfahrener Mediziner.

Mittlerweile bin ich seit über 35 Jahren als Zahnärztin tätig; in dieser Zeit sind mir sehr viele vergleichbare Fälle in meiner eigenen Praxis begegnet. Ich beschaffte mir eine Diagnosetafel über die Beziehungen der einzelnen Zähne zu bestimmten Organen. Wenn jemand eine Zahnerkrankung hatte, bat ich ihn, die Tafel anzusehen, und fragte vorsichtig, ob er diese oder jene Krankheit an einem Organ habe. So entwickelte ich langsam Vertrauen in die ungewohnte Methode, Krankheiten zu betrachten und körperliche Leiden mit Zahnerkrankungen in Zusammenhang zu bringen. Diese Art von Medizin ist auch unter dem Namen »Herdforschung« bekannt. In diesem Buch möchte ich aus meiner langjährigen Erfahrung berichten. Und vielleicht wird mancher Leser anhand dieses Buches auf die Ursache von Krankheiten stoßen, bei denen ihm bisher kein Arzt helfen konnte.

Ich danke Florian Kubitzek, Arzt für Mund-Kiefer-Gesichts-Chirurgie in München, und all meinen Patienten, die am Entstehen dieses Buches mitgewirkt haben.

Die Verfasserin

Unsere Zähne – Basiswissen, Forschung und Diagnose

Wie sieht ein Zahn aus?

Ein Zahn besteht im wesentlichen aus zwei Teilen. Der sichtbare Teil des Zahns im Mund ist die Zahnkrone. Der zweite Teil, die Zahnwurzel, steckt im Kieferknochen. Von außen nach innen besteht ein Zahn aus drei Schichten:

- Zahnschmelz,
- Zahnbein (auch Dentin genannt),
- Zahnmark (oder Pulpa).

Härtester Teil des Körpers

Der Zahnschmelz ist der härteste Teil des menschlichen Körpers. Er hat ein säurefestes Schmelzoberhäutchen. Wenn die Schmelzschicht verletzt ist – etwa durch Karies oder Beschleifen –, kann sie sich eventuell noch härten. Dennoch heilt sie nicht ganz aus. Sie ist nicht mehr regenerierbar, kann sich nicht vollständig erneuern.

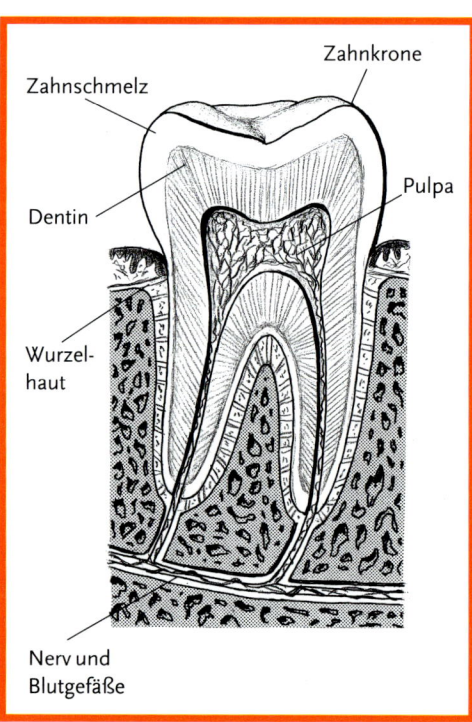

Zahnkrone

Zahnschmelz

Pulpa

Dentin

Wurzel-haut

Nerv und Blutgefäße

Abb. 1
Gesunder Zahn
(ein Backenzahn)

Die unter dem Schmelz liegende Schicht ist das Dentin oder Zahnbein. Dentin ist dem Knochen ähnlich und kann bei einer nicht zu tiefen Wunde von innen das sogenannte Sekundärdentin bilden, das ungewöhnlich hart ist.

Die innere Schicht des Zahns ist das Zahnmark, die Pulpa. Sie enthält den Pulpenkanal, der mit seinem Nerv und mit seinen Blutgefäßen mit dem Kieferknochen und so mit dem gesamten Körper verbunden ist. Das Innerste des Zahns enthält dasselbe Gewebe wie andere Organe.

Abb. 2
Das Zahnschema: Der Mund wird im Zahnschema in vier symmetrische Teile eingeteilt. Jeder Zahn erhält eine Nummer. Man beginnt im Kiefer rechts oben mit den Zehnernummern (im Schema links oben). Der obere rechte mittlere Schneidezahn ist der erste in dieser Reihe und erhält die Nummer 11, die man eigentlich nicht als Zahl elf, sondern als eins-eins lesen sollte (1–1). Dann wird nach rechts fortlaufend weitergezählt: Der obere seitliche Schneidezahn ist Nummer 12, der Eckzahn Nummer 13 ..., der letzte Zahn, der rechte obere Weisheitszahn, Nummer 18. Nach den Zehnernummern oben rechts folgen die Zwanzigernummern oben links, sodann die Dreißigernummern links unten und die Vierzigernummern rechts unten. Das Zahnschema ist also im Uhrzeigersinn zu lesen: Es beginnt rechts oben und endet rechts unten. Symmetrisch angelegte Zähne erhalten im Zahnschema gleiche Endziffern, z.B. sind mit den Achtern die vier Weisheitszähne gemeint (18, 28, 38, 48). Es gibt sehr verschiedene Zahnschemata. Die Amerikaner z.B. zählen alle Zähne durch, einschließlich der Milchzähne.

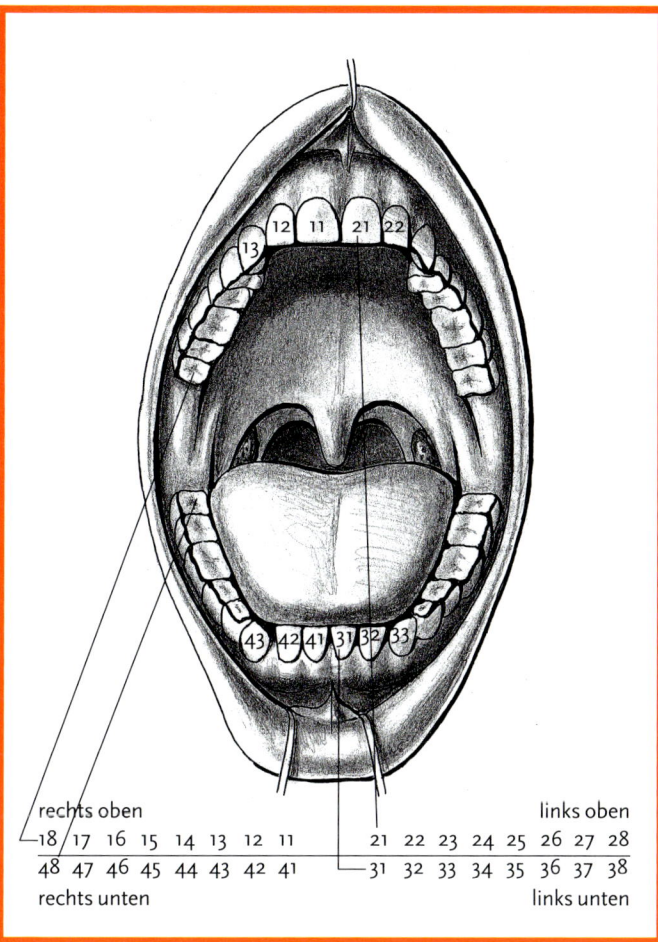

rechts oben · links oben

| 18 | 17 | 16 | 15 | 14 | 13 | 12 | 11 | 21 | 22 | 23 | 24 | 25 | 26 | 27 | 28 |
| 48 | 47 | 46 | 45 | 44 | 43 | 42 | 41 | 31 | 32 | 33 | 34 | 35 | 36 | 37 | 38 |

rechts unten · links unten

Dieses sogenannte weiche Bindegewebe ist es, das Zähne und andere Körperorgane miteinander korrespondieren läßt. Dadurch wirkt sich eine Erkrankung der Pulpa auf das entsprechende Bindewebe der Körperorgane aus.

Wenn ein Zahn stirbt

Das normale Sterben eines Zahns beginnt mit Karies. Seelische Niedergeschlagenheit oder Magen- und Darmprobleme können die Anfälligkeit für Karies erhöhen. Zuerst gibt es ein kleines Loch in der Schmelzschicht; das tut noch nicht weh. Es fängt an zu schmerzen,

Karies

wenn das Loch in die weiche Dentinschicht reicht und die Pulpa angreift. In der Regel kommt es dann zu einer Infektion und Entzündung der Pulpa (Pulpitis) mit außerordentlich starken Schmerzen. Die Blutgefäße werden infiziert, und der Zahn wird nicht mehr versorgt. Die Pulpa stirbt ab.

Wenn ein Zahn durch Karies abstirbt, wird der Zahnarzt die gangränöse (tote) Pulpa entfernen. Gangränöses Pulpengewebe riecht unangenehm; es besteht aus geronnenem Blut, Nerven und Gefäßen. In die gereinigte Pulpenhöhle wird künstliches Wurzelfüllmaterial gegeben, der Zahn bekommt also eine Wurzelfüllung.

> Sobald ein Zahn, genauer die Zahnpulpa, anfängt abzusterben, ist er ein Herd. Das Absterben kann jahrelang dauern, und der absterbende Zahn ist eine den Körper störende Veränderung.

Der Nerv »zieht sich zurück« an die Wurzelspitze. Über die Wurzelspitze drängt krankmachendes Gewebe auf zweierlei Wegen in den Körper:

Granulom

■ Bei widerstandsfähigen Menschen entwickelt sich an der Wurzelspitze aus den Giftstoffen ein Granulom, ein erbsengroßes Bällchen.
■ Wenn die Kraft zur Granulombildung nicht mehr besteht, ergießen sich die Giftstoffe schrankenlos in den Kieferknochen; das umliegende Knochengewebe entzündet sich und schmerzt manchmal.

> Auch der Zahnarzt kann versehentlich einen Zahn töten. Wenn ein Zahn zu stark beschliffen und zuviel von der Schmelzschicht entfernt wurde, d.h., wenn zu schnell und zu heiß (mit zuwenig Wasser) geschliffen wurde, dann ist unter Umständen das Dentin angegriffen, und der Zahn stirbt.

Wird der Zahn ganz langsam und mit viel Wasser beschliffen, so kann er zum Schutz für die Pulpa das Sekundärdentin bilden. Gebohrt und geschliffen werden muß bei Karies, bei Kronen und Brücken.

Manchmal werden die oberen Frontzähne der Schönheit wegen beschliffen. In diesem Fall sollte man bedenken, daß die oberen seitlichen Schneidezähne (12, 22) zu den empfindlichsten Zähnen gehören. Dort ist die Schmelzschicht im Verhältnis zur Größe der Pulpa am dünnsten. Bei den seitlichen Schneidezähnen ist es sogar besser, sie zu ziehen, als sie zu beschleifen. Ein toter 2er verursacht intensivere Störungen als seine Nachbarn; lieber sollte der Zahnarzt einen seitlichen Schneidezahn (2er) ziehen und eine Brücke vom mittleren Schneidezahn (1er) zum Eckzahn (3er) führen, als einen kranken seitlichen Schneidezahn mit einer Krone zu versehen.

Der Zahn als Störherd

Die ersten Zähne eines Menschen sind die Milchzähne. Sie werden Milchzähne vom 6. bis 12. Lebensjahr durch bleibende Zähne ersetzt. Wenn sich an einer Stelle kein bleibender Zahn eingefunden hat, bleibt einfach der Milchzahn stehen und füllt die Lücke. Dieser Milchzahn hat noch embryonales, vorgeburtliches Gewebe; dieses Gewebe stört beim erwachsenen Menschen. Darum sollte nach dem 14. Lebensjahr kein Milchzahn mehr im Mund sein.

> Zähne, die nicht herausgewachsen sind, besitzen noch ihr sogenanntes Zahnsäckchen, die Hülle, aus der sie sich entwickelt haben. Diese Zähne stören biochemisch und nerval durch Druck auf das umliegende Gewebe und die Nerven.

Zum Beispiel liegen die oberen Eckzähne oder die Weisheitszähne manchmal noch im Kiefer. Andere Zähne sind seltener »retiniert« (d.h. im Kiefer zurückgeblieben). Man weiß, daß bei 45% aller Menschen in Europa die Weisheitszähne infolge von Platzmangel im Kiefer zurückgeblieben sind. Die Kiefer der heutigen Menschen sind zu klein und zu kurz. Die Zahnentfernung ist eine Vorsorgemaßnahme gegen spätere, vielseitige Beschwerden. Ein retinierter Zahn kann sich zu einem »Herd« oder »Störfeld« entwickeln und bei jugendlichen Menschen z.B. Depressionen auslösen.

Störfelder kann man sogar im zahnlosen Kiefer finden. Dies ist der Fall bei Restostitis, einer Knochenentzündung. Sie kann viele Ursachen Restostitis haben und entsteht zum Beispiel, wenn vom Zahn noch Reste im Kiefer verblieben sind. Aber auch Speisereste und Bakterien, die beim Zahnziehen in eine Wunde gelangen können, verursachen Knochenentzündungen. Eine Knochenentzündung oder Restostitis zeigt sich im Röntgenbild als dunkler Fleck.

Früher wurden von den Röntgenaufnahmen noch Diapositive angefertigt: Dunkle Flecken erschienen dann hell. Deshalb werden dunkle Flecken im Röntgenbild, etwa aufgrund einer Restostitis, von Zahnärzten als »Aufhellung« bezeichnet.

> Selbst wenn eine Restostitis gründlich entfernt wurde, kann sie unter Umständen nach etwa zwei Jahren wieder auftreten, zum Beispiel, wenn der Darm nicht in Ordnung ist.

Manche Kieferchirurgen schicken daher ihre Patienten lieber wieder nach Hause und raten: »Bringen Sie erst einmal Ihren Darm in Ordnung, dann operiere ich.«

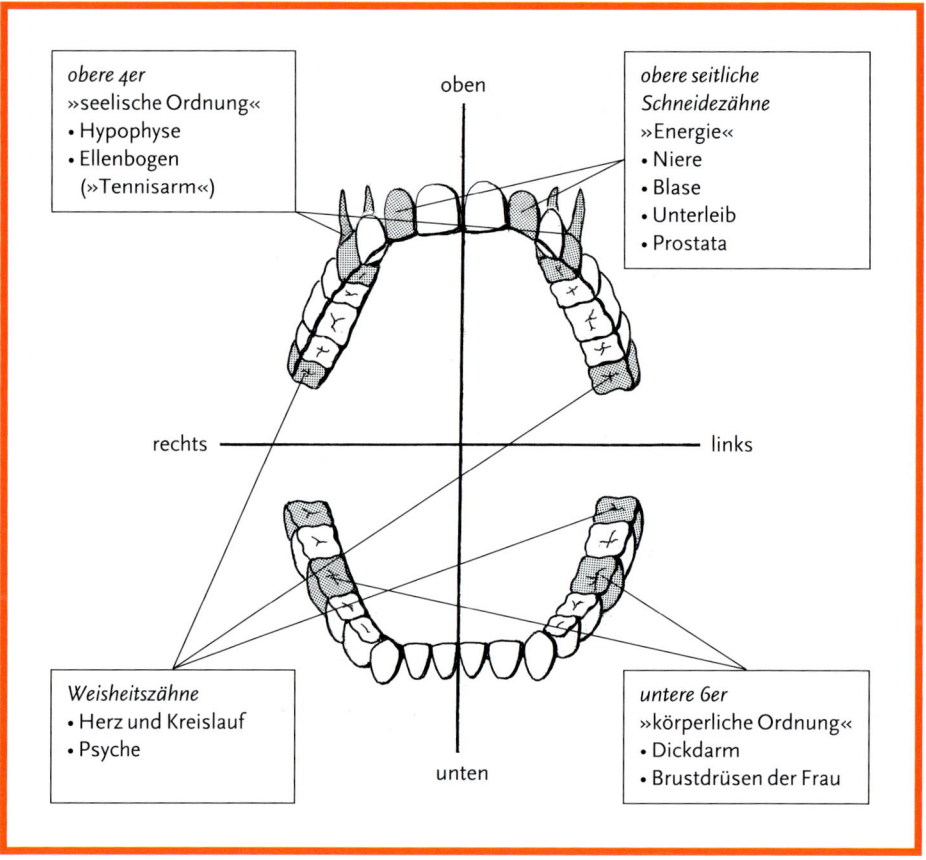

Abb. 3
Die wichtigsten Wechselbeziehungen zwischen Störherden in Zahngebieten und dem Organismus

Es gibt vier Gruppen von Zähnen, die besonders starken Einfluß auf den Gesamtorganismus haben.

■ Dies sind zuallererst die Weisheitszähne, die vor allem eine Beziehung zu Herz und Kreislauf haben, dazu aber auch zur Psyche und zur Niere.

■ Als nächstes sind die unteren 6er – also die unteren ersten Backenzähne – zu nennen, die eine intensive Beziehung zum Dickdarm aufweisen.

■ Die oberen 4er – die Zähne hinter dem oberen Eckzahn – wirken auf die Hypophyse. Die Hypophyse oder Hirnanhangdrüse ist unser hormonales Steuerungsorgan. Damit wirken die 4er auf die »seelische Ordnung«, das innere Gleichgewicht des ganzen Organismus.

■ Die vierte Gruppe von Zähnen, die man als besonders »energiereich« bezeichnen könnte, sind die oberen seitlichen Schneidezähne (12 und 22), die eine Beziehung zu Niere, Blase, Unterleib und Prostata haben und daher besonders für männliche Patienten wichtig sind. Diese Zähne dürfen nicht tot sein.

Aus der Geschichte der Herdforschung

Der Arzt *Dr. Reinhold Voll* und eine Gruppe von Wissenschaftlern traten 1958 erstmals mit ihren Erkenntnissen zum Thema Herdforschung an die Öffentlichkeit. Voll und seine Mitarbeiter entwickelten ein Diagnoseschema, das den Zusammenhang zwischen Zähnen und einzelnen Körperorganen zeigt. Das Team war eines der ersten, die diese Zusammenhänge erkannt und untersucht haben. Man begann unter anderem damit, die Zähne der Patienten in Krankenhäusern anzusehen. So entdeckte Voll bei vielen Patienten mit Oberschenkelhalsbruch, daß sie noch den – auf derselben Körperseite befindlichen – unteren Eckzahn hatten, der in der Regel tot war.

Jeder Zahnarzt läßt diesen Zahn gern stehen, weil sich an ihm früher oder später die untere Prothese befestigen läßt. Der Zahn heißt unter Ärzten spaßhaft auch »Kuchenzahn«, weil sich damit, selbst wenn alle anderen Zähne fehlen, zumindest noch Kuchen essen läßt.

»Kuchenzahn«

! Dieser tote Eckzahn kann aber Mitursache für einen Oberschenkelhalsbruch sein!

Seit den fünfziger Jahren beschäftigt sich der aus Deutschland gebürtige, nach Spanien ausgewanderte Zahnarzt *Ernesto Adler* mit der Herdforschung. Er veröffentlichte »Allgemein-Erkrankungen durch Störfelder«, ein Buch zu diesem Themenbereich, das heute immer noch als Standardwerk bei Zahnärzten gilt.

Andere Herdforscher sind *Dr. Joachim Thomsen*, der über »Odontogene Herde und Störfaktoren« schrieb, sowie *Dr. Margarethe Glaser* und ihr Sohn *Dr. Ralf Türk*, die 1982 unter dem Titel »Herdgeschehen« ein wegweisendes Buch zur Herdforschung veröffentlicht haben.

Allgemeine Herdlehre[1]

Bekanntlich können von erkrankten Zähnen Störungen an entfernter liegenden Stellen des Körpers ausgelöst bzw. unterhalten werden. Es fällt teilweise schwer, diese Erscheinungen nachzuvollziehen, da jeder Fall individuell zu sehen ist und Vergleichsstudien wegen unterschiedlicher Ausgangssituationen nicht möglich sind. Dennoch wird der Begriff »Herderkrankung« auch in der Schulmedizin immer wieder diskutiert, da man die unleugbaren Erfolge der Herdtherapie nicht ignorieren kann.

Begriff »Herderkrankung«

Von einem Herd gehen vielfältige Störungen aus. Diese betreffen insbesondere:

■ die Abwehrreaktion des Immunsystems,
■ die Kräfte des Organismus, die das lebensnotwendige Gleichgewicht im Sinne einer energetischen Steuerung aufrechterhalten,
■ die Strukturen innerhalb des Gewebes, das zwischen den eigentlichen Organzellen liegt, das sogenannte weiche Bindegewebe oder das »System der Grundregulation«.

Bei der Diagnose von Herdkrankheiten ist deutlich zu unterscheiden zwischen akuten und chronischen Erkrankungen. *Akute* Erkrankungen treten plötzlich mit starken Krankheitszeichen auf. Meistens ist die Ursache leicht erkennbar. Oft besteht ein zeitlicher Zusammenhang zwischen Zahnbehandlung und z.B. Gelenkschmerz. *Chronische* Erkrankungen entstehen allmählich, ihre Diagnose ist schwierig. Die Therapie kann lange dauern, da der Zusammenhang zwischen dem schmerzenden Bezirk und dem auslösenden Bereich nicht ohne weiteres erkennbar ist.

> Herderkrankungen sind Störungen, deren Ursache nicht am Ort der Störung (Krankheitsort) zu suchen ist. Die Ursachen sind häufig medizinisch unauffällige Stellen. Beispiel: ständige Kopfschmerzen, ausgelöst von wurzelbehandelten Schneidezähnen im Oberkiefer, die selbst überhaupt keine Schmerzen verursachen.

Aufgabe der speziellen Herddiagnose ist es, die Beziehungen zwischen der schmerzenden Stelle und der Ursache zu erkennen. Dazu sind zunächst eine ausführliche Anamnese und grundsätzlich eine sorg-

---

[1] Teile dieses Unterkapitels sind der Broschüre »Herdsanierung im Zahn-Kiefer-Bereich« entnommen, herausgegeben von der Gesellschaft für Ganzheitliche Zahnmedizin (GZM). Dieser Gesellschaft gehören die wichtigsten deutschen Herdforscher an. Informationen: Internationale Gesellschaft für Ganzheitliche Zahnmedizin e.V., Seckenheimer Hauptstr. 111, 68239 Mannheim, Tel. 06 21/47 64 00, Fax 06 21/47 39 47.

fältige Untersuchung erforderlich. Für die Herddiagnostik sind jedoch einige Besonderheiten zu beachten.

Besonderheiten der Herddiagnostik

■ Herde sind meist nicht an das Vorhandensein von Bakterien gebunden.

■ Herde sind in der Regel nicht am Ort des Schmerzes zu finden.

■ Herde lassen sich häufig nicht durch Laboruntersuchungen üblicher Art aufdecken.

■ Herde verursachen oft am Ort der Krankheitszeichen keine sichtbaren Veränderungen.

■ Herde rufen oft wechselnde Beschwerdebilder hervor.

Herde gibt es nicht nur im Zahn-Kiefer-Bereich, sondern auch entzündete Mandeln und Nasennebenhöhlen, Darmerkrankungen und Narben können als Herde wirken. Die Herdsanierung sollte begleitet werden von einer Ernährungsumstellung, einer »Entgiftung« und einer Darmtherapie. Es ist zweckmäßig, im Rahmen einer gründlichen Herdtherapie auch die vorhandenen Amalgamfüllungen zu entfernen. Eine Herdtherapie ist angezeigt, wenn eine allgemeine Erkrankung chronisch ist, sich jeglicher Therapie widersetzt oder im Fall einer Heilung der Krankheitszustand erneut eintritt (Rezidiv). Besonders empfiehlt sich eine Herdtherapie daher

■ bei allen Formen von Rheuma (aber nur im frühen Stadium, wenn noch keine Gelenkveränderungen eingetreten sind),

■ bei funktionellen Beschwerden an Gelenken und Muskeln,

■ bei neuralgiformen Beschwerden,

■ bei Migräne und Kopfschmerzen sowie

■ bei Ekzemen und Hauterkrankungen.

> Bei schweren chronischen Erkrankungen wie multiple Sklerose, Krebs, Diabetes etc. ist eine gründliche Zahnsanierung immer sinnvoll, um Therapieblockaden für den Heilungsprozeß zu beseitigen.

Das Herddiagnoseschema nach Voll und Kramer

Voll und Kramer haben zusammen mit Mitarbeitern ein allgemeines Diagnoseschema entwickelt. Es ist auf dem Gebiet der Herdforschung das bedeutendste diagnostische Formblatt, ein Diagnosesuchblatt.

Diagnosesuchblatt

Das Diagnosesuchblatt zeigt die Wechselbeziehungen der Zahn-Kiefer-Gebiete und des Organismus. Es ist symmetrisch aufgebaut; links und rechts bestehen dieselben Beziehungen zum Organismus, jeweils zur entsprechenden gleichen Körperseite. Ober- und Unterkiefer können Herde für den gesamten Körper bergen.

Abb. 4
Die energetischen Wechselbeziehungen zwischen Zahn-Kiefer-Gebiet und dem übrigen Organismus

	28	27	26	25	24	23	22	21	11	12	13	14	15	16	17	18
SINNESORGANE	Innenohr	Kiefernhöhle	Kiefernhöhle	Siebbeinzellen	Siebbeinzellen	Auge	Stirnhöhle	Stirnhöhle	Stirnhöhle	Stirnhöhle	Auge	Siebbeinzellen	Siebbeinzellen	Kieferhöhle	Kieferhöhle	Innenohr
GELENKE	Schulter Ellbogen / Hand ulnar Fuß plantar Zehen u. KD	Kiefer / Knie vorn	Kiefer / Knie vorn	Schulter Ellbogen / Hand radial Fuß Großzehe	Schulter Ellbogen / Hand radial Fuß Großzehe	Hüfte / Knie hinten	Kreuzsteißbein / Fuß	Kreuzsteißbein / Fuß	Kreuzsteißbein / Fuß	Kreuzsteißbein / Fuß	Hüfte / Knie hinten	Schulter Ellbogen / Hand radial Fuß Großzehe	Schulter Ellbogen / Hand radial Fuß Großzehe	Kiefer / Knie vorn	Kiefer / Knie vorn	Schulter Ellbogen / Hand ulnar Fuß plantar Zehen u. KD
RÜCKENMARK-SEGMENTE	C 8, Th 1 Th 5, Th 6 Th 7, S 1 S 2 S 3	Th 11 Th 12, L 1	Th 11 Th 12, L 1	C 5 C 6 C 7, Th 2 Th 3 Th 4, L 4 L 5	C 5 C 6 C 7, Th 2 Th 3 Th 4, L 4 L 5	Th 8, Th 9, Th 10	L 2 L 3, S 4 S 5 Co	L 2 L 3, S 4 S 5 Co	L 3 L 2, Co S 5 S 4	L 3 L 2, Co S 5 S 4	Th 8, Th 9, Th 10	C 7 C 6 C 5, Th 4 Th 3 Th 2, L 5 L 4	C 7 C 6 C 5, Th 4 Th 3 Th 2, L 5 L 4	Th 12 Th 11, L 1	Th 12 Th 11, L 1	Th 1 C 8, Th 7 Th 6 Th 5, S 3 S 2 S 1
WIRBEL	H 7 B 1, B 5 B 6, S 1 S 2	B 11 B 12, L 1	B 11 B 12, L 1	H 5 H 6 H 7, B 3 B 4, L 4 L 5	H 5 H 6 H 7, B 3 B 4, L 4 L 5	B 9, B 10	L 2 L 3, S 3 S 4 S 5 Co	L 2 L 3, S 3 S 4 S 5 Co	L 3 L 2, Co S 5 S 4 S 3	L 3 L 2, Co S 5 S 4 S 3	B 9, B 10	H 7 H 6 H 5, B 4 B 3, L 5 L 4	H 7 H 6 H 5, B 4 B 3, L 5 L 4	B 12 B 11, L 1	B 12 B 11, L 1	B 1 H 7, B 6 B 5, S 2 S 1
ORGANE (Yin)	Herz links	Milz	Milz	Lunge links	Lunge links	Leber links	Niere links	Niere links	Niere rechts	Niere rechts	Leber rechts	Lunge rechts	Lunge rechts	Pankreas	Pankreas	Herz rechts
ORGANE (Yang)	Jejunum Ileum links	Magen links	Magen links	Dickdarm links	Dickdarm links	Gallengänge links	Blase links urogenitales Gebiet	Blase links urogenitales Gebiet	Blase rechts urogenitales Gebiet	Blase rechts urogenitales Gebiet	Gallenblase	Dickdarm rechts	Dickdarm rechts	Magen rechts	Magen rechts	Duodenum
ENDOKRINE DRÜSEN	Hypophysen-vorderl.	Schilddrüse	Nebenschilddrüse	Thymus	Thymus	Hypophysen-hinterlappen	Epiphyse	Epiphyse	Epiphyse	Epiphyse	Hypophysen-hinterlappen	Thymus	Thymus	Nebenschilddrüse	Schilddrüse	Hypophysen-vorderlappen
SONSTIGES	ZNS Psyche		Mammadrüse links											Mammadrüse rechts		Zentrales Nervensyst. Psyche
Neue Nomenklatur für die Oberkieferzähne:	28	27	26	25	24	23	22	21	11	12	13	14	15	16	17	18

Die Wechselbeziehungen der Odontone des Oberkiefers zum übrigen Organismus

Die Wechselbeziehungen der Odontone des Unterkiefers zum übrigen Organismus

Beherdung:
- • = sehr stark
- Ø = deutlich
- O = schwach
- X = fehlt
- K = Krone
- B = Brückenglied

Neue Nomenklatur für die Unterkieferzähne:	38	37	36	35	34	33	32	31	41	42	43	44	45	46	47	48
Zahn (+)	+8	+7	+6	+5	+4	+3	+2	+1	1+	2+	3+	4+	5+	6+	7+	8+
Zahn (–)	–8	–7	–6	–5	–4	–3	–2	–1	1–	2–	3–	4–	5–	6–	7–	8–
SONSTIGES	Energie-haushalt			Mammadrüse links									Mammadrüse rechts			Energie-haushalt
ENDOKRINE DRÜSEN, GEFÄSSE	periphere Nerven	Arterien	Venen	Lymphgefäße	Keimdrüse			Nebenniere	Nebenniere			Keimdrüse	Lymphgefäße	Venen	Arterien	periphere Nerven
ORGANE – Yang	Jejunum Ileum links		Dickdarm links	Magen links		Gallengänge links		Blase links urogenitales Gebiet	Blase rechts urogenitales Gebiet		Gallenblase		Magen rechts Pylorus	Dickdarm rechts ileozökales Gebiet		Ileum rechts ileozökales Gebiet
ORGANE – Yin	Herz links		Lunge links	Milz		Leber links		Niere links	Niere rechts		Leber rechts		Pankreas	Lunge rechts		Herz rechts
WIRBEL	H7 B1 / B5 B6 / S1 S2	H5 H6 H7 / B3 B4 / L4 L5		B11 B12 / L1		B9 / B10		L2 L3 / S3 S4 S5 Co	L3 L2 / Co S5 S4 S3		B9 / B10		B12 B11 / L1		H7 H6 H5 / B4 B3 / L5 L4	B1 H7 / B6 B5 / S2 S1
RÜCKENMARK-SEGMENTE	C8 / Th1 Th5 / Th6 Th7 / S1 S2 S3	C5 C6 C7 / Th2 Th3 Th4 / L4 L5		Th11 Th12 / L1		Th8 Th9 Th10		L2 L3 / S4 S5 Co	L3 L2 / Co S5 S4		Th8 Th9 Th10		Th12 Th11 / L1		C7 C6 C5 / Th4 Th3 Th2 / L5 L4	Th1 C8 / Th7 Th6 Th5 / S3 S2 S1
GELENKE	Hand ulnar Fuß plantar Zehen u. KD	Schulter – Ellbogen / Hand radial Fuß Großzehe		Knie vorn / Kiefer		Hüfte	Knie hinten / Fuß	Kreuzsteißbein	Kreuzsteißbein	Knie hinten / Fuß	Hüfte		Knie vorn / Kiefer		Schulter – Ellbogen / Hand radial Fuß Großzehe	Hand ulnar Fuß plantar Zehen u. KD
SINNESORGANE	Ohr	Siebbeinzellen		Kieferhöhle		Auge		Stirnhöhle	Stirnhöhle		Auge		Kieferhöhle		Siebbeinzellen	Ohr

Nach Dr. Fritz Kramer. © Karl Pfeiffer's Verlag, Hersbruck

Zum Lesen des Diagnosesuchblatts sollte man bei den mittleren Schneidezähnen anfangen (1er). Die vier mittleren Schneidezähne (oben wie unten) stehen mit der Körpermitte in Verbindung, Stirnhöhle, Rücken, Niere, Blase, Unterleib… Der Eckzahn (oben wie unten), im Volksmund »Augenzahn«, ist für das Auge »zuständig« sowie für Hüfte und Galle. Somit wissen wir auch, daß Personen mit Augenproblemen oft zugleich Gallenprobleme haben. Man kann sogar vermuten, daß Gallenstörungen, z.B. durch zu großen Verzehr von Öl, Augenstörungen nach sich ziehen.

»Augen-, Busen-, Dickdarmzähne«

Zu den kleinen Backenzähnen (4er und 5er): Der obere 4er steht in Verbindung mit Hypophyse und Ellbogen. Die unteren 4er und 5er sind »zuständig« für Brustdrüse, Keimdrüse und Knie, der obere 5er für die Lunge. 4er und 5er sind die »Busenzähne« (manchmal auch der 6er).

Nach meiner Erfahrung haben die oberen 6er und 7er in erster Linie eine Beziehung zum Magen und in zweiter Linie zur Kieferhöhle. Der untere 6er ist der wichtigste »Dickdarmzahn« (neben dem 7er). Ein bemerkenswertes Phänomen zeigt sich bei toten 6ern: Die Beweglichkeit des Daumens ist eingeschränkt, oder der Daumen schmerzt bei Bewegung.

Die Weisheitszähne nehmen eine besondere Stellung ein. Die oberen 8er sind überwiegend für die Psyche (jugendliche Depressionen) und für die hormonale Einordnung »zuständig«. Selbst Probleme wegen ausbleibender Schwangerschaft können unter Umständen durch Entfernung beider oberer Weisheitszähne behoben werden. Obere Weisheitszähne verursachen auch Kopfschmerzen auf derselben Seite.

Die unteren Weisheitszähne stehen in Verbindung mit Herz, Kreislauf und Energiehaushalt. Vor jedem größeren operativen Eingriff im Zahnbereich – gleich, welche Stelle im Kiefer betroffen ist – muß sichergestellt sein, daß das untere Weisheitszahngebiet in Ordnung ist. Jede Herdsanierung beginnt mit den unteren Weisheitszähnen.

Beziehungen Zahn – Krankheit/Organ?

Die Frage »Gibt es eine eindeutige Beziehung zwischen jedem Zahn und einer bestimmten Krankheit bzw. einem bestimmten Organ?« ist mit nein zu beantworten. In der modernen Herdforschung gilt der vereiterte Zahn als lokaler Herd nicht mehr als einzige Ursache für das Herdgeschehen; er kann aber der Auslöser einer Herderkrankung sein. Ein toter seitlicher Schneidezahn kann z.B. Rückenschmerzen auslösen, Blasenstörungen, Unterleibsstörungen und Prostataleiden. Diese

Krankheitsbilder können außerdem durch andere beherdete Zähne beeinflußt werden, z.B. durch das Weisheitszahngebiet oder den 4er.

Andererseits wirken sich auch körperliche Erkrankungen auf die Zahngesundheit aus. Der Körper ist sozusagen »bipolar« angelegt. Eine Störung in einem Organ kann sich auch in einer Störung in seinem Gegenspieler bemerkbar machen. In diesem Fall ist zu überprüfen, ob der Zahn tatsächlich der Störherd für eine Erkrankung ist. Blase und seitlicher Schneidezahn sind solche Gegenspieler. Falls dieser seitliche Schneidezahn tot ist, ist bei einer Blasenentzündung eine Störwirkung nicht auszuschließen. Andere Ursachen sind jedoch möglich, ebenso wie andere Zahnstörherde.

»Bipolarität«

> Grundsätzlich muß festgehalten werden, daß eine körperliche Erkrankung nicht unbedingt mit einem Zahnstörherd einhergehen muß.

Je nach Krankheitsbild ergeben sich unterschiedliche Aussagen. Bei langanhaltender Dickdarmerkrankung ist mit hoher Wahrscheinlichkeit auch der untere Backenzahn (36, 46) krank. Bei der Extraktion findet man Dickdarmbakterien im Zahn oder in der Restostitis! Wie diese Darmbakterien dorthin gelangen, läßt sich nicht genau sagen. Der Zahn allein ist nie schuld. Der Zahn ist Teil des Körpers. Ist der Zahn krank, so ist dies eine Krankheit des Körpers. Und in manchen Fällen kann es helfen, den Zahn zu behandeln bzw. zu extrahieren, um die körperliche Erkrankung zu beheben.

Wenn jedoch ein Zahnherd Ursache für eine Erkrankung war, z.B. bei jahrelanger Störung des Dickdarms durch den unteren 6er, so kann man nicht erwarten, daß mit der Herdbehandlung auch die Erkrankung verschwindet. Die durch den Störherd verursachte Erkrankung ist in solchen Fällen selbst chronisch geworden.

Wie erkenne ich selbst einen Herd im Zahngebiet?

Diagnose und Behandlung von Störfeldern gehören grundsätzlich in die Hand von Fachärzten. Es gibt einige Hinweise, die Sie veranlassen sollten, einen Zahnarzt aufzusuchen:

Hinweise für Zahnarztbesuch

■ Ist der Zahn tot? Dies ist der Fall bei Wurzelfüllungen. Jeder wurzelgefüllte Zahn ist ein toter Zahn. Jeder tote Zahn ist ein Störherd. Auf solche Störherde sollten Sie achten, wenn Sie plötzlich Körperschmerzen haben, für die sich sonst keine Ursache finden läßt. Ob ein Zahn wirklich tot ist, kann nur der Zahnarzt mit einem Vitalitätstest feststellen.

■ Hatten Sie eine größere Operation im Kiefer? Zum Beispiel eine Wurzelspitzenresektion? Dann kann der Knochen entzündet sein. Selbst eine Naht auf der Schleimhaut kann als Störherd wirken.

■ Haben Sie als Erwachsener noch einen Milchzahn? Dies ist auf jeden Fall ein Herd. Ein Milchzahn enthält embryonales Gewebe. Das kann zu Störungen führen, die normalerweise nicht mit dem jeweiligen Zahngebiet in Verbindung gebracht werden.

■ Waren Sie gerade bei der Zahnbehandlung und spüren Energiemangel und Schwäche? Dies muß noch kein Hinweis auf einen Herd sein. Warten Sie ab! Das Beschleifen eines Zahns nimmt den Körper normalerweise mit. Der Energiemangel legt sich mit der Zeit.

■ Plötzliche Beschwerden auf einer Reise? Wenn Sie bei weiten Reisen mit starkem Klimawechsel (z.B. nach Spanien oder Indien) plötzlich Herz- und Kreislaufbeschwerden verspüren, dann können die unteren Weisheitszähne schuld sein oder Weisheitszahngebiete überhaupt.

■ Haben Sie gleichzeitig Zahn- und Körperschmerzen? Wenn nach dem Zahn-Organismus-Diagnoseschema eine Übereinstimmung vorliegt, dann sollten Sie einen entsprechenden Arzt oder Zahnarzt aufsuchen und ihn eine Diagnose stellen lassen (z.B. einen *Huneke*-Test, auf den ich noch ausführlich zu sprechen komme).

Zahnprothesen und ausgeschlagene Zähne

■ Kann auch durch Prothesen ein Störfeld entstehen? Fehlende Zähne ersetzt man durch eine herausnehmbare Prothese aus Kunststoff oder Metall. Oft wird diese mit Hilfe von Klammern an den verbleibenden Zähnen befestigt. Wenn die Prothese nicht sehr genau sitzt, können die Klammern den Zahn zur Seite »aushebeln«. Dies ist hin und wieder der Fall bei einem »Kuchenzahn«, dem unteren Eckzahn. Dies ist ein langer Zahn, der oft im Kiefer belassen wird, um Prothesen daran zu befestigen. Auch dieser stabile Zahn kann durch eine schlechte Klammer herausgehebelt werden. Wenn er nicht mehr durch die Wurzelhaut versorgt wird, stört dieser 3er und kann Hüftbeschwerden verursachen. Man kann aber einen Zahn, der infolge von Knochenabbau ein bißchen wackelt, mit einer Kombination aus Teleskopkrone und Überkrone versehen; dann lastet der Druck genau senkrecht auf der Mitte des Zahns, und der Zahn wird fester.

■ Was ist zu tun, wenn ein Zahn durch Unfall ausgeschlagen wird? Hier müssen wir zwischen Kindern und Erwachsenen, zwischen Milchzähnen und bleibenden Zähnen unterscheiden. Wenn bei *Kindern* ein Milchzahn ausgeschlagen oder beschädigt wird, ist in der Regel keine Behandlung nötig. Ebenso wenn ein bleibender Zahn nur beschädigt ist. Allenfalls kann man röntgen, um festzustellen, wie stark ein bleibender Zahn verletzt wurde. Bei *Erwachsenen* ist es selten, daß ein ganzer Zahn herausbricht. Meistens ist der Zahn nur abgebrochen. Die Frage ist dann, wie weit die Beschädigung reicht: Fehlt nur ein

Stück von der Schmelzschicht, so kann dies mit einer Füllung ergänzt werden; ist viel vom Zahn abgebrochen und die Pulpa betroffen, so entzündet sich diese. Für den Patienten bedeutet dies starke Zahnschmerzen. Dann muß der Zahnarzt die Pulpa mit einer Wurzelfüllung versehen. Der wurzelgefüllte, tote Zahn kann ein Störherd sein. Es wird eine Wurzelspitzenresektion nötig.

Die Herddiagnose des Zahnarztes

Eine Zahnuntersuchung beginnt üblicherweise damit, daß der Zahnarzt den Patienten fragt, welcher Zahn ihn schmerzt, welche Schmerzen er an Zähnen oder am Körper hat. Oft kommt der Patient mit einer Überweisung von einem Arzt, auf der um Störfeldsuche gebeten wird. Die Zähne werden klinisch auf Karies untersucht, die Vitalität geprüft und der Kiefer auf Druckpunkte und Schwellungen abgetastet. Außen um den Mund herum gibt es noch die *Adler*schen Druckpunkte, an denen der Zahnarzt feststellen kann, ob die Lymphdrüsen geschwollen sind oder schmerzen.

(Randnotiz: Adler- und Gleditsch-Punkte)

Der Kiefer selbst wird am Zahnfleisch über den Zähnen sorgfältig nach schmerzhaften oder geschwollenen Stellen abgetastet. Ich nenne sie *Gleditsch*-Punkte, nach dem Zahn- und Hals-Nasen-Ohren-Arzt *Dr. Gleditsch*, der die Mundakupunktur entwickelt hat. Die *Adler*schen Druckpunkte im Gesicht und an den Halswirbeln gehen auf den Zahnarzt *Dr. Ernesto Adler* zurück. Die *Adler*schen und die *Gleditsch*-Punkte werden mit den Fingern er- und abgetastet.

Eine Röntgenaufnahme vervollständigt die Untersuchung. Einzelaufnahmen, auf denen aus Genauigkeitsgründen oft nur eine Gruppe von Zähnen abgebildet ist, zeigen die Wurzelhaut und den Knochen. Eine Röntgenaufnahme macht auch dort Sinn, wo Zähne fehlen.

> Gerade im Röntgenbild zeigen sich die gefährlichen Restostitiden. Zu empfehlen ist eine Panoramaaufnahme des gesamten Mundes. Sie zeigt alle Zahngebiete und beide Kiefer.

Auf Röntgenbildern ist das Wesentliche oft nur in Verschattungen und Aufhellungen erkennbar. Das Lesen von Röntgenaufnahmen ist eine eigene Kunst, die langer Erfahrung bedarf und in Vollständigkeit auch nicht an den Universitäten vermittelt werden kann. Röntgenaufnahmen lassen sich am besten bei einem Spezialisten, zum Beispiel einem Kieferchirurgen, anfertigen.

Eine andere Möglichkeit, festzustellen, ob ein Zahn die Ursache für eine bestimmte Krankheit ist, ist der *Huneke*-Test. Hierbei wird dem

(Randnotiz: Huneke-Test)

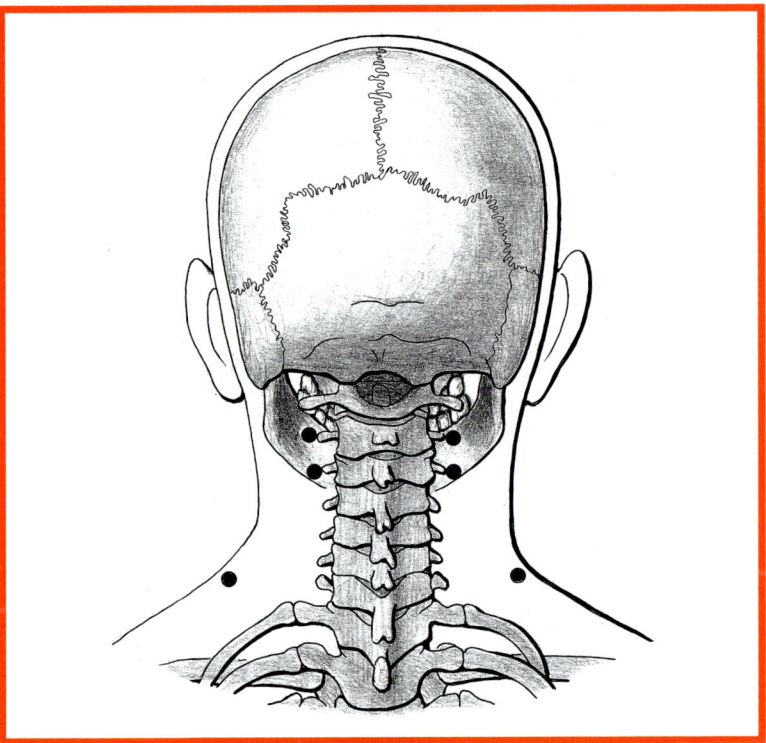

Abb. 5
Adlersche Druckpunkte. Der Platzmangel der Weisheitszähne »erzeugt eine Kompression des Kiefer-
kanals oder des Sinus maxillaris (im Oberkiefer) und anschließend eine Veränderung am zweiten und
dritten Halswirbel. Beiderseits dieser Wirbel finden sich dann stets Schmerzdruckpunkte« (Adler 1987).
Jede Herdbehandlung sollte diese Punkte berücksichtigen.

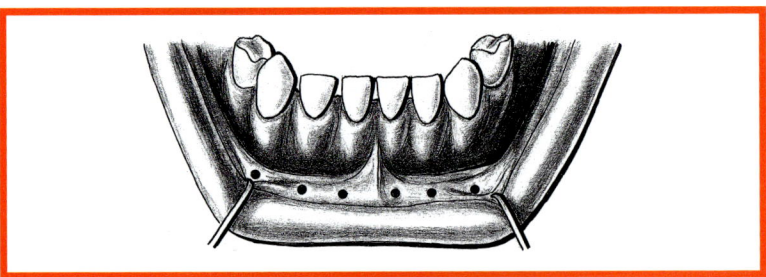

Abb. 6
Gleditsch-Punkte, hier die Gruppe der »Vestibulumpunkte« (Gleditsch 1979): Gemäß Gleditsch gibt
es zwei Gruppen von Punkten zur Mundakupunktur. Die Vestibulumpunkte liegen im Mundvorhof, in
der Lippen- und in der Wangenschleimheit. Die Vestibulumpunkte weisen dieselben Organ-Wechsel-
beziehungen auf wie die Zähne, denen sie vorgelagert sind. Zudem gibt es die Gruppe der Retromolar-
punkte.

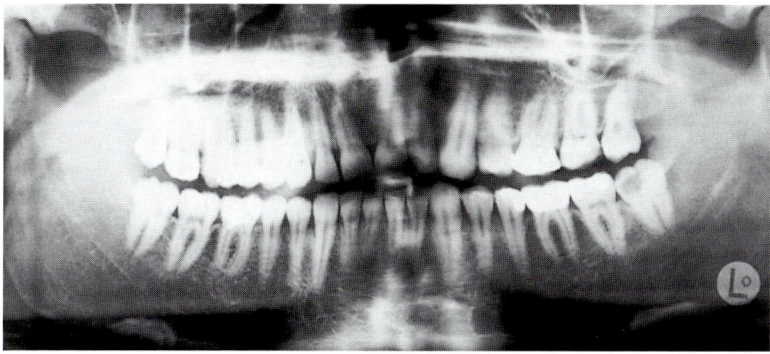

Abb. 7
*Panoramaaufnahme eines fast vollständigen Gebisses; es fehlt nur der linke obere Weisheitszahn 28.
Der junge Mann, 22, litt an Allergie, verursacht durch Störungen aufgrund der noch verbliebenen
Weisheitszähne (18, 38, 48). Die Allergie verschwand nach Extraktion der Weisheitszähne.*

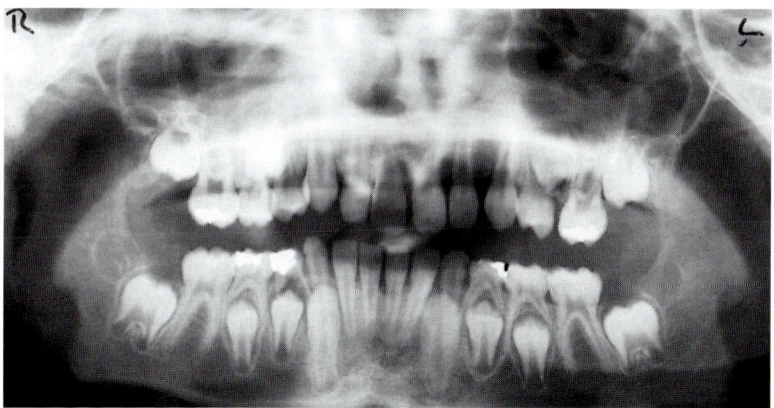

Abb. 8
*Wechselgebiß eines achtjährigen Jungen. Unter den Milchzähnen sieht man die bleibenden Zähne
angelegt.*

Zahn an seiner Wurzelspitze eine Testinjektion verabreicht, meist mit
Impletol. Dadurch wird der Zahn für kurze Zeit »nicht existent«. Ergibt
sich sogleich oder nach spätestens zehn Minuten eine zeitweilige – bis
zu acht Stunden dauernde – Besserung der Beschwerden, ist der Zahn
eine Krankheitsursache. Die plötzliche Besserung nennt man Sekun-   **Sekunden-**
denphänomen. Ein gängiges Beispiel sind Rückenschmerzen, für die   **phänomen**
der obere mittlere Schneidezahn »verantwortlich« sein kann. Dieses
Verfahren ist von den Gebrüdern *Huneke* entwickelt worden. Es kann
im Prinzip von allen Ärzten und Zahnärzten durchgeführt werden.

Ein klassisches Verfahren der Herdforschung ist die Elektro-akupunktur nach *Voll* (EAV). Mittels eines Elektrotestgeräts läßt sich feststellen, welcher Zahn den Organismus stört. Ein Stift wird auf die Haut über dem Zahn gedrückt, mit dem man die elektrische Spannung der Haut mißt. An der Höhe der feinsten Spannungen kann der Arzt ablesen, ob ein Zahn krank ist.

Dieses Verfahren wurde von dem Arzt *Reinhold Voll* zusammen mit Ärzten, Zahnärzten und Ingenieuren entwickelt. Aus der langen Erfahrung mit EAV resultiert auch das Diagnoseschema nach *Voll* und *Kramer*. Ist die Ursache der Herderkrankung festgestellt, so muß sie beseitigt werden. Das bedeutet:

■ Ist die Ursache ein Zahn, muß dieser Zahn operativ entfernt werden. Wurzelbehandlung und Wurzelspitzenresektion sind keine Methoden der Herdtherapie!

■ Ist die Ursache eine chronische Kieferentzündung, dann ist die erkrankte Stelle zu öffnen und das entzündete Gewebe zu entfernen.

■ Fremdkörper im Kiefer sind zu entfernen, ebenso das entzündete Gewebe in ihrer Umgebung.

■ Pigmentierungen in der Schleimhaut als Folge von Amalgamsplittern sind zu entfernen.

Heil-injektionen   Als Begleitbehandlung können Heilinjektionen gespritzt werden. Diese beschleunigen die Regeneration des behandelten Zahngebiets.

Ist eine direkte Beziehung zwischen einem bestimmten Zahn oder einer beherdeten Kieferstelle und z.B. einem Schulterschmerz feststellbar, kann es genügen, nur diesen einen Herd zu entfernen, um die Schmerzen dauerhaft zu beseitigen. Läßt sich aber keine direkte Beziehung zwischen den vorhandenen Herden und dem Krankheitsbild herstellen, dann sind alle vorhandenen und erkennbaren Herde zu entfernen. Dies ist der Fall, wenn schwerwiegende Erkrankungen ohne erkennbare Ursache vorliegen (Morbus *Crohn*, multiple Sklerose, Rheuma etc.).

Eine Herdsanierung ist nie ohne Risiko; niemand kann den erwarteten Erfolg mit Sicherheit vorhersagen oder garantieren. Der Erfolg ist auch von der Mitarbeit des Patienten abhängig (Ernährung etc.). Auch wenn körperliche Leiden schon chronisch geworden sind und die Verbindung zum umliegenden Gewebe unterbrochen ist, muß das Ziehen eines störenden Zahns nicht immer zur Gesundung führen.

Kurz und zusammenfassend gesagt: Der erkrankte, störende Zahn muß gezogen werden, ebenso Milchzähne und retinierte Zähne. Aber auch Wurzelreste und die schon genannten Restostitiden müssen entfernt werden. Empfehlenswert sind nach dieser »Entsorgung« Heilinjektionen an den ehemaligen Störfeldern.

Selbst wenn der unmittelbare Erfolg ausbleibt, sollte dem Patienten bewußt sein, daß die Beseitigung von Herden für seinen Organismus eine gewaltige Entlastung bedeutet. Diese Entlastung kann häufig der erste Schritt zu einer echten Wiederherstellung der Selbstheilungskräfte seines Organismus sein und schließlich zu einer dauerhaften Gesundung führen.

Die überragende Bedeutung der Weisheitszähne

Im Gebiß nehmen die Weisheitszähne eine besondere Bedeutung ein. Ein Weisheitszahn kann Ursache oder Wegbereiter vieler Krankheiten sein. Ursache hierfür ist die besondere Lage des Weisheitszahns im Kiefer – und der Platzmangel, der auch dazu führt, daß er sich manchmal gar nicht fertig entwickeln kann. *Dr. Ernesto Adler*, Pionier auf dem Gebiet der Weisheitszahnstörungen, nennt den Weisheitszahn den »Terroristen in unserem Körper« (1987).

»Terrorist in unserem Körper«

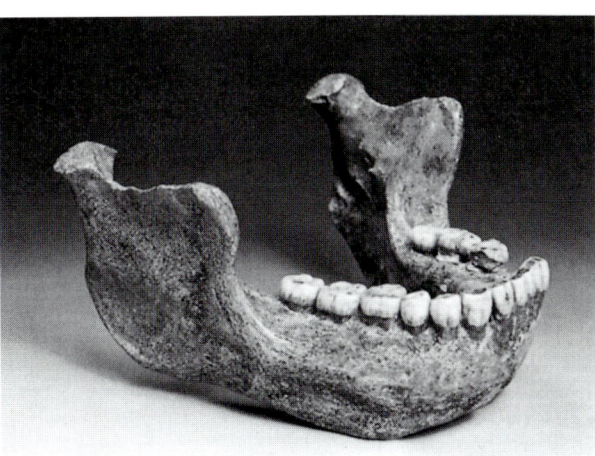

Abb. 9
Unterkiefer eines Homo heidelbergensis, etwa 600 000 Jahre alt. Wie man sieht, haben beide Weisheitszähne genügend Platz.

Der Mensch hat einen Kiefer für 32 Zähne. Im Laufe der Menschheitsentwicklung hat sich der Kiefer jedoch zurückgebildet. Vor 2000 Jahren hatten die Menschen noch genügend Platz im Mund. Heute haben sie, vor allem in Europa, einen zu kurzen Unter- und Oberkiefer. Weil der Kiefer zu klein ist, drückt der Weisheitszahn auf den Trigeminusnerv, der mit drei Ästen für das ganze Gesicht zuständig ist. Störungen – Irritationen – der Nerven wirken sich auf den gesamten Körper aus.

> Der Weisheitszahn kann grundsätzlich bei allen krankhaften Störungen beteiligt sein, ob psychische Anomalien, Epilepsie, Depressionen, Kinderlosigkeit und anderes.

Die *oberen* Weisheitszähne wirken auf die Hypophyse, auf den Hormonhaushalt mit allen Auswirkungen auf die allgemeine Befindlichkeit und Laune. Manche psychiatrisch-seelische Erkrankung würde verschwinden, wenn die oberen Weisheitszähne entfernt bzw. Knochenentzündungen behandelt würden. Allein die Anwesenheit dieser Zähne im Mund führt zu einem gewissen Calciummangel im Körper, der sich ungünstig auf das Nervenkostüm auswirken kann.

Die *unteren* Weisheitszähne wachsen oft wegen des Platzmangels im hinteren Kieferwinkel, wie wir Zahnärzte sagen, im aufsteigenden Ast: Ein Zahn wächst von der Krone zur Wurzel; zuletzt ist die Wurzel fertig. Wenn die unteren Weisheitszähne unfertig oder gar fehlgelagert sind, führt das oft zu Herz- und Kreislaufproblemen, zu Energiemangel, Hüftschmerzen, Wirbelsäulen- und Achillessehnen-Beschwerden.

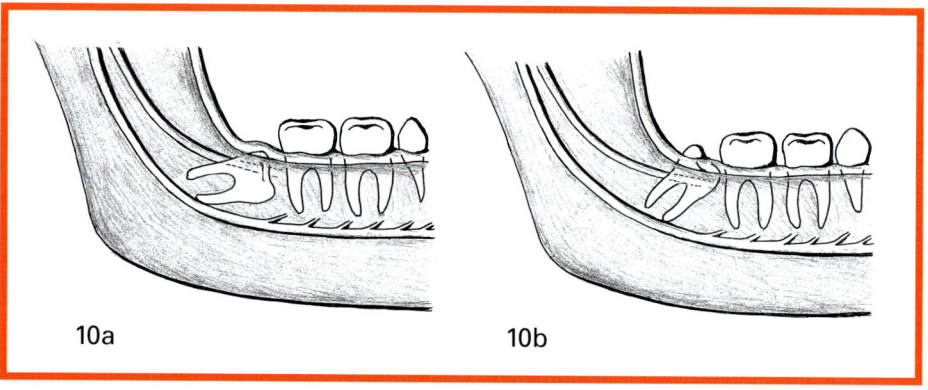

10a   10b

Abb. 10
Häufig anzutreffende Situation beim Gebiß eines modernen Menschen. Der Kiefer ist zu klein; der Weisheitszahn bleibt im Kiefer (= retinierter Weisheitszahn, Abb. 10a) oder wächst nur unvollständig heraus (= teilretinierter Weisheitszahn, Abb. 10b). In beiden Fällen drückt der untere Weisheitszahn auf den Nerv, den unteren Ast des Trigeminus (Nervus mandibularis), und ist ein Störherd.

! Vorzugsweise bei Männern gibt es im Mund eine Anlage zum neunten Zahn. Dies allein stellt einen Herd dar und stört den Organismus. Einer meiner Patienten hatte solch starke Rückenschmerzen, daß er nur noch krumm ging und an der Wirbelsäule operiert werden sollte. Ich stellte fest, daß die Ursache in einer erbsengroßen Zahnanlage im Neunergebiet (unten links) lag. Nach Entfernung der dort entstandenen Zyste hörten auch die Rückenschmerzen auf. Der Patient konnte die geplante Wirbelsäulenoperation absagen.

Beschwerden mit Weisheitszähnen treten meist zu ungünstigsten Zeitpunkten auf: vor Prüfungen, unter Streß oder auf Reisen. Insbesondere Temperaturwechsel, etwa bei Reisen in tropische Länder, reizt unfertige Zähne zum Wachstum. Für deutsche Urlauber bieten die spanische Südküste und Marbella in dieser Hinsicht ein besonderes »Reizklima«.

Weisheitszähne und Streß

Reisen, Streß und körperliche Belastung vereinen sich für Sportler ganz besonders bei Olympischen Spielen. Als Zahnärztin bei den Olympischen Spielen 1972 in München hatte ich reichlich Gelegenheit, die Folgen gereizter Weisheitszähne zu beobachten. Die Entscheidung, Weisheitszähne zu behandeln, fällt nicht immer leicht. Bei Herdverdacht sollten diese Zähne aber unbedingt entfernt werden.

Zähne, Herz und Kreislauf

Ein besonders enger Zusammenhang herrscht zwischen Zähnen und Herz. Er bildet das wichtigste Thema. Vor jeder Zahnbehandlung sollten erst Herz und Kreislauf kontrolliert werden. Zwar kann jeder beherdete Zahn Ursache von Herz- und Kreislaufbeschwerden sein, doch häufig sind es Herde in den vier Weisheitszahngebieten. Jede Injektion im Gebiß kann beherdete Weisheitszähne dazu stimulieren, Herz- und Kreislaufprobleme hervorzurufen. Das kann bis zur Ohnmacht führen. Bei jeder Injektion muß also erst einmal darauf geachtet werden, daß keine Störungen im Weisheitszahngebiet vorliegen.

Herz- und Kreislaufbeschwerden durch Weisheitszähne

Myokarditis Herz- und Kreislaufbeschwerden wie z.B. die Myokarditis, eine Herzmuskelentzündung, können durch Zahnherde verursacht werden. Mögliche Störherde sind

■ die Weisheitszähne (»normale«, »durchgebrochene« 8er),
■ retinierte (im Kiefer befindliche) Weisheitszähne sowie Knochenentzündungen, die von der Extraktion eines Weisheitszahns zurückgeblieben sind,
■ tote Zähne (oft durch Wurzelfüllungen).

Herz- und Kreislaufbeschwerden treten oft nicht allein auf. An ihnen ist meist der ganze Körper beteiligt, vor allem Leber, Nieren, Schilddrüse, Blinddarm, Magen und Darm, Gelenke.

Noch einmal sei hier ausdrücklich auf den Zusammenhang von Streßbelastungen und Störungen durch die Weisheitszähne hingewiesen! Bei manchen Jugendlichen kommen bei Streß und Prüfungen plötzlich die Weisheitszähne. Herz- und Kreislaufbeschwerden auf Reisen, die mit einem Temperaturwechsel verbunden sind, oder bei Sportlern, die zu internationalen Wettkämpfen fliegen, können mit Weisheitszähnen zusammenhängen.

Hauptgrund der Beschwerden durch die Weisheitszähne ist der Platzmangel im Kiefer. Zwei Wege der Störung sind möglich, wodurch unterschiedliche Krankheitsbilder – auch im Zusammenhang mit Herz- und Kreislaufbeschwerden – entstehen:

■ Bakterielle Infektion, häufig durch Speisereste. Durch Weisheitszähne verursachte Herdstörungen, die sich auf dem Infektionspfad ausbreiten, manifestieren sich erfahrungsgemäß durch folgende Beschwerden bzw. an folgenden Organen: Kopfschmerzen, Migräne, Leber, Nieren, Gelenke, Rheuma.

■ Störungen, die sich auf nervalem Weg ausbreiten. Sie treten besonders bei im Kiefer angelegten Weisheitszähnen auf. Erfahrungsgemäß kommt es zu folgenden Beschwerden bzw. sind folgende Organe beteiligt: Tinnitus, Kopfschmerzen, Schulter, Hals, Fingersteifheit.

Beide Krankheitsbilder können Beschwerden an Schilddrüse, Magen und Darm einschließen. Auch Depressionen gehören dazu.

Vier Fälle von Alleinschuld der Weisheitszähne

Schon mit 31 Jahren litt Rechtsanwalt *Andreas Q.* an schweren Herz- und Kreislaufproblemen. Ursache: Störungen an den vier Weisheitszähnen. Besonders der obere linke Weisheitszahn 28 schien den Organismus zu beeinträchtigen. Die Wurzelspitze dieses Zahns war abgerundet, der Zahn demnach gar nicht ausgewachsen. Sichtbar waren die Zahnsäckchen bzw. Zysten. In Absprache mit dem Patienten wurden alle vier Weisheitszähne entfernt. Der Patient gesundete sofort.

Zahnsäckchen

Auch *Ruth K.* aus Oberbayern konnte geholfen werden. Sie hatte nicht nur Kreislaufstörungen, sondern dazu noch Gallenkoliken. Dabei waren die Mundverhältnisse der 34jährigen Sekretärin eigentlich ausgezeichnet, die vier Weisheitszähne allerdings halb retiniert (etwas an der Kieferoberfläche sichtbar). Sie wurden entfernt, und damit waren die gesundheitlichen Probleme verschwunden.

Ähnlich erging es einem 25jährigen Patienten, der aus der Schweiz anreiste; er klagte über Herz- und Kreislaufbeschwerden und über schlechtes Allgemeinbefinden. Schuld waren vier Weisheitszähne, die im Abstand von etwa zehn Tagen pro Seite entfernt wurden. Aus den anderen Zähnen entfernte ich die Amalgamfüllungen. Das half sofort.

Seit einem halben Jahr litt *Gisela G.* aus Rosenheim an starkem Energiemangel, Müdigkeit, Unlust – und hohem Blutdruck; sie hatte eine Beherdung der Weisheitszähne 18, 38 und 48 und litt unter Unverträglichkeit ihrer Amalgamfüllungen. Sofort nach dem Ziehen des oberen Weisheitszahns 18 fühlte sie sich wohler. Nach Entfernung der Weisheitszähne im Unterkiefer und einer Heilinjektion mit Procain besserte sich das Allgemeinbefinden weiter. Allerdings: Die Entfernung der Amalgamfüllungen brachte einen Rückschlag – Kopfschmerzen kamen hinzu. Die Patientin erhielt daraufhin nochmals drei Heilinjektionen mit Procain und Laserbestrahlungen. Das half; der Energiemangel verschwand, der erhöhte Blutdruck normalisierte sich.

Kreislaufstörungen, Lymphstau, funktionelle Herzbeschwerden, Nierenentzündung, Nierenausscheidungsstörungen, Anämie, Prostatabeschwerden, Reizblase und ... und ...

Der schlanke, freundliche Lehrer eines Gymnasiums in Bayern nahm in meiner Praxis Platz. Als er an der Reihe war, zog er eine Liste mit seinen Krankheiten aus der Tasche: Kreislaufstörungen, Lymphstau, funktionelle Herzbeschwerden, Nierenentzündung, Nierenausscheidungsstörungen, Anämie, Prostatabeschwerden, Reizblase und ... und ... Verzweifelt erzählte der 48jährige, daß er seit Jahren schon viele Ärzte und Spezialisten aufgesucht habe; helfen konnte ihm niemand.

Avitaler Zahn 24   Die zahnärztliche Untersuchung zeigte, daß noch alle vier Weisheitszähne vorhanden waren; der wichtige Zahn 24 war avital. Die diffuse »Aufhellung« bei 24 war die im Röntgenbild dunkel sichtbare Knochenentzündung im linken Oberkiefer. Alle vier Weisheitszähne und Zahn 24 wurden entfernt. Anschließend erhielt der Patient einige Heilinjektionen an alle Stellen im Zahnfleisch, an denen operiert worden war. Sein Allgemeinzustand besserte sich sofort. Die Magenschleimhautentzündung verschwand zuerst, danach stabilisierte sich der Kreislauf. Das Prostataleiden besserte sich langsam, verschwand dann ganz.

Kreislaufbeschwerden, Weisheitszähne und Psyche

Der 28jährige *Andreas Th.* wies eine lange Krankengeschichte auf. Wichtig ist zu wissen, daß er von einem kinderlosen Bauernehepaar adoptiert worden war. Das Ehepaar hatte sich vielleicht mehr erwartet und war enttäuscht von ihm. So hatte er Depressionen, Angst- und Erschöpfungszustände sowie Kreislaufbeschwerden mit Augenflimmern. Daß ich ihm helfen könnte, glaubte ich nicht.

Andreas hatte im Oberkiefer noch beide Weisheitszähne mit unvollständigen abgerundeten Wurzelspitzen und Zahnsäckchen. Im rechten Unterkiefer zeigte das Röntgenbild im Weisheitszahngebiet eine erbsengroße Zyste, und der linke untere Weisheitszahn störte der Messung mit dem Elektrotestgerät zufolge auch den Gesamtorganismus. Somit mußten alle vier Weisheitszahngebiete vom Kieferchirurgen operiert werden. Erfolg: Das »Herzrasen«, die Kreislaufstörungen und Erschöpfungszustände verschwanden.

Da das Entfernen von Amalgamfüllungen eine teure Angelegenheit ist, wurde erst ein Urintest durchgeführt. Er zeigte einen Mangel an Zink und Selen sowie eine vierfache Belastung mit Quecksilber und eine dreifache Erhöhung von Kupfer. Mit der Entfernung der Amalgamfüllungen erhielt der Patient wie üblich hohe Dosen an Vitamin C und ausleitende Medikamente, zudem Heilinjektionen in die jetzt leeren Weisheitszahngebiete. Auch die Angstzustände und Depressionen von *Andreas Th.* legten sich. Der junge Mann kam jährlich zur Kontrolle und konnte bald als gesund bezeichnet werden. Die vier Heilinjektionen wurden vierteljährlich wiederholt.

Urintest vor Amalgamentfernung

Weisheitszähne 18 und 38 (oben rechts und unten links) und ein unverheiltes Zahnfach 36

Mit einer Fülle von Beschwerden ging der Versicherungskaufmann *Manfred M.* durchs Leben: mit schlechter Verdauung, Herzbeschwerden, Rückenschmerzen, Nierenschmerzen, Kopfschmerzen – und einem angebrochenen fünften Brustwirbel. Am Weisheitszahn 18 entdeckte ich Knochenabbau bis zum ersten Wurzeldrittel, bei 38 eine entzündete Wurzelhaut. Im Gebiet des fehlenden »Dickdarmzahns« 36 fand ich ein unverheiltes Zahnfach mit einer Knochenentzündung.

Die Weisheitszähne ließ sich *Manfred M.* ziehen; mit Laserbestrahlung und Heilinjektionen wurden die Wunden nachbehandelt. Erfolg: Das Allgemeinbefinden des Patienten besserte sich rapide; die Kreislaufbeschwerden waren behoben.

Darmproblem kann Herzprobleme verstärken

Kritisch war die Situation von *Willi L.* Der 42jährige Beamte litt unter Myokarditis. Der frühere Tennisspieler durfte nicht mehr Sport treiben – der Hausarzt hatte es streng verboten. Als sich sein Zustand verschlimmerte, überwies ihn der ratlose Hausarzt an eine Klinik, wo er nach schulmedizinischen Regeln von oben bis unten durchgecheckt wurde – ohne Ergebnis. Nach drei Wochen entließen die Ärzte ihren Patienten, ohne eine Ursache gefunden zu haben. Sie verschrieben Marcumar – ein Blutverdünnungsmittel.

Schulmedizin versagte

Vier Monate war *Willi L.* nun schon arbeitsunfähig. Zu einer Routine-Zahnuntersuchung kam er in meine Praxis. Die Röntgenaufnahme zeigte mir, daß die Ursache seiner Krankheit an den Zähnen liegen könnte. Allerdings: Alle Zähne waren vital bis auf den beherdeten Zahn 36 (für den Dickdarm zuständig) und die beiden unteren Weisheitszähne 38 und 48, die am meisten Herz und Kreislauf stören können. Diese drei Zähne wurden entfernt.

Nach vier Wochen war *Willi L.* wieder arbeitsfähig, spielte Tennis und steckte voller Energie. Die Darmbeschwerden, die auch Herz und Kreislauf belasteten, waren mit der Entfernung des avitalen Zahns 36 ganz verschwunden, ebenso die Herz- und Kreislaufprobleme mit der Entfernung der Zähne 38 und 48. Nach seinen Worten geht es ihm jetzt gesundheitlich besser als je zuvor.

Die Weisheitszähne waren nur der Anfang

Elfriede K. kam eigentlich nur zu einer Routine-Zahnuntersuchung zu mir. Bei näherer Unterhaltung klagte sie freilich über ihre Gesundheit: Herzschwäche, zu niedriger Blutdruck, Kreislaufstörungen. Nicht nur das; sie litt zudem unter chronischem Gas- und Trommelbauch, unter chronischer Verstopfung, Wetterfühligkeit, Lungen- und Schilddrüsenbeschwerden und Wasser in den Beinen. Und dies alles bei einer 46jährigen Frau – von Beruf Beamtin in der Landesregierung. Die Allgemeinärzte hatten bei *Elfriede K.* keine Ursachen gefunden.

Wo mit der Sanierung anfangen? Die Untersuchung in meiner Praxis ergab, daß einige Zähne krank waren. Um irgendwo anzufangen, konzentrierte ich mich zuerst auf die oberen Weisheitszähne, die ja Einfluß auf Herz und Kreislauf haben. Durch das Ziehen dieser Zähne stabilisierte sich der Allgemeinzustand der Patientin bereits etwas. Im zweiten Schritt entfernte der Kieferchirurg die beiden beherdeten unteren Backenzähne 46 und 36. Am oberen linken Weisheitszahn bildete sich eine Entzündung, eine Reaktion des Körpers, wenn noch nicht alles in Ordnung ist. Eine Nachoperation wurde erforderlich.

Parallel zur Zahnbehandlung riet ich der Patientin zwecks Besserung ihrer Darmbeschwerden zu drei Einläufen über drei Tage hinweg. Das wirkte: Die kränkelnde Frau schien kräftiger; ihr vorher etwas gebeugter Gang wurde aufrecht, selbstbewußter. Doch geheilt war sie noch lange nicht; jetzt erst konzentrierte ich mich auf den Hauptkrankheitsherd: ein mittlerer überkronter Schneidezahn, der bereits tot war und an dessen Wurzelspitze sich ein linsengroßes Granulom gebildet hatte. Im Röntgenbild war es gut sichtbar. »Der Zahn muß raus«, meinte ich. Doch sie zweifelte am Zusammenhang zwischen ihrer Nierenerkrankung und dem toten Zahn. Sie gab ihre Einwilligung nicht.

Nach einigen Tagen erschien sie wieder zur gründlichen Beratung. Die übliche Maßnahme, den Zahn zu erhalten und eine Wurzelspitzenresektion durchzuführen, wäre keine Hilfe für einen schon erkrankten Menschen gewesen. Der Schneidezahn wurde gezogen – und innerhalb von zwei Wochen verschwanden die Nierenbeschwerden. Der Allgemeinzustand besserte sich weiter; das Wasser verschwand aus den Beinen. *Elfriede K.s* Gesundheitszustand läßt sich heute – auch nach Jahren – als sehr gut beschreiben.

Mundraumsanierung gegen Herz- und Kreislaufbeschwerden sowie Depressionen

Ein ausländischer Arzt besuchte mich vor wenigen Jahren; er hatte von Kollegen von meiner Arbeit gehört und suchte nun Rat. Neben Herz- und Kreislaufbeschwerden litt der 55jährige unter Depressionen. Der Röntgenbefund: Nicht allein die Weisheitszähne störten den Körper. Zahn 17 war tot. Die Zähne 15 und 16 waren wurzelgefüllt und mit Wurzelhautentzündung behaftet. Der Zahn links oben, Nr. 26, war nicht nur wurzelgefüllt, sondern ein Metallstift reichte durch den Zahn bis in die Kieferhöhle. Unter dem unteren Zahn 38 saß eine Knochenentzündung, 37 war wiederum wurzelgefüllt.

Arzt als Patient

In mehreren Stufen wurde der Mundraum saniert, die wurzelgefüllten Zähne gezogen, das Gebiet der Weisheitszähne wieder in Ordnung gebracht. Der Patient wurde gesund und lebensfroh; er heiratete wieder und wurde Vater.

Vor jedem größeren operativen Eingriff den Darm in Ordnung bringen!

Die 55jährige, temperamentvolle *Gerlinde J.* hatte eine ganze Liste von Beschwerden: Herzrasen, Schweißausbrüche, Angstzustände, speziell Lebensangst, Schlafstörungen, Gelenkschmerzen, äußerste Magenempfindlichkeit, leicht auftretende Erregbarkeit, verbunden mit starkem Zittern bis hin zu Verkrampfungen.

Ihre Ernährung: morgens Kaffee, dunkles Brot; mittags: Gemüse, Kartoffeln, Reis, Fleisch, Salate aller Art, keine Südfrüchte; abends: dunkles Brot. Sie aß fast nichts aus Konserven, nahm fast keine Milchprodukte zu sich und rauchte nicht.

Zahnärztlich auffällig war im rechten Unterkiefer der Weisheitszahn 48. Er ist für Herz- und Kreislaufstörungen »zuständig« und muß immer als erstes entfernt werden. Weitere Herde waren bei Zahn 14 und 15 vorhanden. Diese Zähne waren avital; der Knochen war bis zum ersten Wurzeldrittel abgebaut. Wenn der Knochen schon so weit zurückgegangen ist, die Zähne daher schon lang erscheinen und locker sind, ist dies immer auch ein Herd. Dazu kam noch eine Knochenentzündung im zahnlosen Kiefergebiet 36 und 38. Daher waren chirurgische Eingriffe notwendig, die bei einem Kieferchirurgen ausgeführt wurden. Die Nachbehandlungen mit Heilinjektionen konnten dann in ihrer Heimatstadt im Schwarzwald nach meinen Anleitungen erfolgen.

Grundsätzlich ist es notwendig und wichtig, vor einem chirurgischen Eingriff drei Tage hintereinander jeden Abend einen Einlauf zu machen, um den Darm zu entleeren. Nur so gelangen keine Darmbakterien in die Wunde.

Nach einem chirurgischen Eingriff im Kieferbereich ist es bei der Nachbehandlung wichtig
■ ein Medikament zur besseren Wundheilung zu verabreichen (in Deutschland z.B. Traumeeltabletten),
■ ein Medikament einzunehmen, das dazu dient, Giftstoffe aus den Lymphdrüsen auszuschwemmen (etwa Cefalymphat),
■ Nieren- und Blasentee zu trinken, um die Ausscheidung der Giftstoffe über die Nieren zu erleichtern.

Bessere Wundheilung nach Extraktion der Weisheitszähne

Querschnittgelähmt war *Dr. Gudula C.*, seit sie einen Autounfall gehabt hatte. Sie war 34 Jahre alt und niedergelassene Ärztin. In einem Hinterhaus mit Terrasse, mitten in der Stadt, hatte sie sich eingerichtet – passend für den Rollstuhl. Durch einen anderen Gehbehinderten erfuhr sie von meiner Arbeit und schickte mir Röntgenaufnahmen ihres **Einfluß auf** Gebisses zu. Ihr Leiden: Durch das Sitzen entstanden Geschwüre auf **Geschwüre** beiden Sitzflächen – und Wundsein bis auf die Knochen. Ihr Zustand war so besorgniserregend, daß eine Operation in einer Klinik geplant war. Dabei sollte aus dem Oberschenkel Knochensubstanz entnommen und auf den Sitzknochen operiert werden.

Ich packte sofort meinen Koffer und fuhr mit dem Zug zu *Gudula C.*, bei der ich nach Mitternacht ankam. Am nächsten Morgen bat ich einen Zahnarzt in der gleichen Straße, in der die Ärztin wohnte, um einige Instrumente, die ich vergessen hatte. Er empfahl mir aber, das Ziehen der Weisheitszähne in seinen Räumen durchzuführen. So fuhr ich die Patientin im Rollstuhl in die Praxis. Ich zog ihr den linken unteren und oberen Weisheitszahn (28 und 38) – entsprechend der linken wunden Sitzfläche. Beide Zähne hatten noch Zahnsäckchen. Mit dem mitgeschleppten Lasergerät führte ich die Nachbehandlung durch, überließ der jungen Ärztin dann aber das Gerät. Sie setzte es selbst an ihren Zähnen und Akupunkturpunkten ein.

Als die Patientin vier Tage später zur Klinik gefahren wurde, stellten die Ärzte fest, daß die Sitzflächen in Heilung waren und sich neues Gewebe gebildet hatte. Die Operation mußte nicht mehr vorgenommen werden. Genau zehn Tage nach der Zahnoperation waren die Wunden an den Sitzflächen verheilt. Die rechten Weisheitszähne 18 und 48 wurden etwas später vom dortigen Zahnarzt entfernt.

Herz- und Kreislaufprobleme in den Tropen

Beruflich mußte der Monteur *Paul B.*, 36, oft in die Tropen fliegen. Doch dort litt er regelmäßig unter Herz- und Kreislaufproblemen. So ließ er sich alle vier Weisheitszähne entfernen. Die Herz- und Kreislaufprobleme traten beim nächsten Tropenbesuch weniger stark auf, später überhaupt nicht mehr.

Tropen-tauglichkeit

Krank nur im Urlaub

Robert B., 39, war Psychotherapeut und Lehrer und hatte keine Zeit, krank zu sein. Aber immer, wenn er im Urlaub in heiße Länder fuhr, hatte er Herz- und Kreislaufbeschwerden. Mit diesem Problem erschien er in meiner Praxis. Er besaß noch alle Weisheitszähne, und an den Stellen der fehlenden Zähne 36 und 46 hatte er erbsengroße Entzündungen, die man sehr klar auf dem Röntgenbild erkennen konnte. Anscheinend waren beim Ziehen der Zähne entweder Speisereste in die Wunde gelangt, oder der gesundheitliche Zustand des Patienten zum Zeitpunkt der Operation war so schlecht, daß das leere Zahnfach nicht gut verheilen konnte und nun wie morsch war.

Die oberen Weisheitszähne 18 und 28 hatten eine Knochenentzündung an der Wurzelspitze, und die unteren Weisheitszähne hatten sehr kurze runde Wurzeln. Im Röntgenbild sichtbar waren an den Zahnwurzelspitzen noch die Zahnsäckchen, aus denen die Zähne entstanden waren. Dies allein ist schon ein Herd, der den Organismus stört. Bei der Entfernung dieser 8er-Zähne hängt meist dieses Zahnsäckchen als kleine weiße Kugel an der Wurzelspitze. Ein Granulom dagegen, das eine kugelige Absonderung eines toten Zahns ist, sieht rot aus und ist eine Art geronnenes Blut.

Die vier Weisheitszähne und die Knochenentzündungen bei den Zähnen 36 und 46 wurden in der Zahnklinik entfernt. Der Patient konnte nun seine Weltreise antreten, ohne die Gefahr, Herz- und Kreislaufstörungen wegen des Temperaturwechsels zu bekommen.

Herzinfarktgefahr

Der 46jährige Journalist *Udo S.* kam auf Empfehlung eines Spezialisten zu mir; den Journalisten plagten nicht nur Herz- und Kreislaufbeschwerden, sondern auch eine Trigeminusneuralgie. Die Folge: blasses, aufgedunsenes Gesicht und schlechtes Allgemeinbefinden. Ein Herzinfarkt war zu befürchten.

Gleich drei Weisheitszähne zeigten sich von ihrer schlechtesten Seite; 18 trug eine Zyste, 48 war vereitert, 28 war nur mehr ein Wurzelrest. Aber nicht nur das: Die Zähne 25 und 26 (für Magen und Darm »zuständig«) waren tot, der zahnlose Kiefer bei 16 trug einen Amalgamrest, und im leeren Gebiet um 14 verbarg sich ein Wurzelrest. Hier finden sich übrigens oft Wurzelreste, denn die sehr dünnen langen Wurzeln von Zahn 14 und 24 brechen manchmal ab, und die hintere Wurzel ist dann sehr schwer herauszuoperieren. Wegen Zeitmangel des Arztes werden Wurzelreste manchmal unbehandelt im Kiefer belassen.

Keine Wurzelreste belassen!

Alle beanstandeten Zähne wurden bei *Udo S.* gezogen – die Trigeminusneuralgie verschwand schlagartig. Die Herzbeschwerden besserten sich, und der Patient ist bisher beschwerdefrei.

Junger Mann mit Herzinfarktverdacht

Wegen Verdacht auf Herzinfarkt hatte der 26jährige Student *Klaus D.* schon einen Termin in der Herzklinik. In drei Tagen sollte er dort ein Bett beziehen, denn er litt an Herzschmerzen, die Schultern waren druckempfindlich und der linke Unterkiefer geschwollen.

Mein Verdacht bestätigte sich: Zahn 38, ein Weisheitszahn, der für Herz und Kreislauf »zuständig« ist, war rundherum entzündet und schuld an den Schmerzen der linken Körperhälfte. Mit Einverständnis des Patienten zog ich den Zahn gleich. Und nach drei Tagen mußte der Patient nicht mehr in die Herzklinik – der Internist bestätigte, daß *Klaus D.* außer Lebensgefahr war. Später wurden weitere beherdete Zähne und die Weisheitszähne entfernt.

Herz- und Kreislaufbeschwerden durch Herde im Weisheitszahngebiet

Bei manchen Menschen brechen keine Weisheitszähne durch. Das bedeutet nicht, daß sie keine hätten. Vielmehr verbleiben diese Weisheitszähne im Kiefer. Man sagt, sie sind retiniert.

Wenig bekannt und oft überraschend ist, daß nicht sichtbare, retinierte Weisheitszähne sogar mehr stören als die vorhandenen. Die Störung beruht hier nicht auf einer bakteriellen Infektion. Vielmehr kommen zwei andere Ursachen in Frage:

■ der Druck auf den Trigeminusnerv, unseren wichtigsten Gesichtsnerv,

■ das »Zahnsäckchen« des Weisheitszahns, aus dem er sich entwickelt; es stellt für den Erwachsenen ein störendes Gewebe dar.

Die retinierten Weisheitszähne sieht man meist nur auf dem Röntgenbild. Manchmal erscheint überhaupt nur eine Anlage zu einem Weisheitszahn. Wenn ein Weisheitszahn nicht einmal zu sehen ist, dann ist höchste Vorsicht geboten: Die Anlage muß entfernt werden. Sie entspricht dem Zahnsäckchen und ist ein Störherd für den erwachsenen Organismus.

In einigen seltenen Fällen findet man sogar die Anlage zu einem neunten Zahn! Auch wenn die Weisheitszähne entfernt wurden, müssen damit nicht die Störherde beseitigt sein. Die Extraktion eines Weisheitszahns ist oft eine größere Operation. Die Zahnwunde verheilt nicht gleich. Früher wurden die Wunden – die offenen Zahnfächer – nicht immer sauber »ausgefräst«. Dann blieben dort oft Reste zurück, weiches Bindegewebe wurde als Restostitis im Knochen eingeschlossen. Als es noch kein Penicillin gab, war es sogar verboten, Wunden von gezogenen Weisheitszähnen auszukratzen. Die Infektionsgefahr war

Neunter Zahn

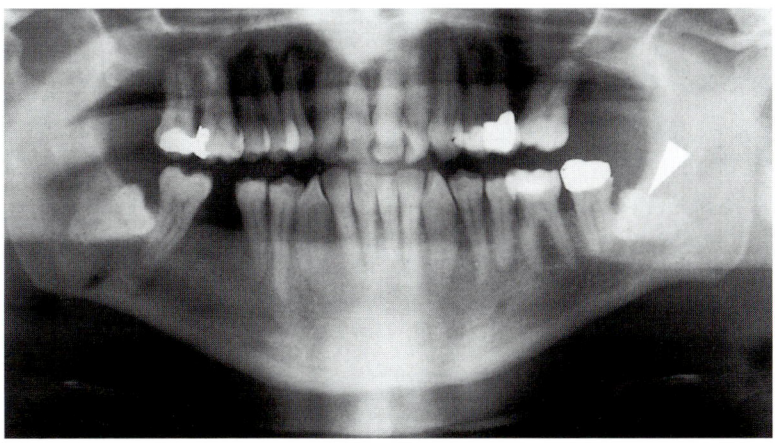

Abb. 11
Zwei halbretinierte Weisheitszähne, 48 und 38 (Pfeil), die auf den Mandibularnerv drücken. Dadurch kommt es zu Herz- und Kreislaufbeschwerden. In Deutschland ein häufig anzutreffender Fall.

zu groß. Aus unsauberen Wunden können Knochenentzündungen resultieren. Selbst nach 10 bis 20 Jahren sind solche Knochenentzündungen noch im Röntgenbild zu sehen.

Noch einmal möchte ich auf die Herzinfarktgefahr zu sprechen kommen. Gerade 47- bis 54jährige sind infarktgefährdet. Streß, falsche Ernährung, zuviel Fett und zuwenig Bewegung sind – so heißt es – die Gründe dafür. Allzuoft wird dabei übersehen:

> Die Herzinfarktgefährdeten haben häufig noch ihre Weisheitszähne. Diese belasten den Kreislauf. Jedoch auch Menschen, denen die Weisheitszähne schon früh entfernt worden sind, können gefährdet sein. Grund: Bei der Entfernung der Weisheitszähne kratzte der Zahnarzt manchmal die Wurzelhöhle nicht richtig aus. Das heißt, die weiche Masse rund um den Zahn wurde nicht völlig entfernt; eine Wurzelhaut z.B. oder das Zahnsäckchen, das zum Weisheitszahn gehörte, blieb im Kiefer zurück.

Später erkennt man dies als »Aufhellung« im Röntgenbild; man spricht von Restostitis.

Arbeitsunfähigkeit, Myokarditis, Rollstuhl – an allem war ein Weisheitszahn schuld

Der schwerste Fall

Der schwerste Fall in meiner Praxis war der des fröhlichen *Hubert H.* vom Chiemsee. Der bis dahin völlig gesunde Kommunalbeamte litt von einer Woche auf die andere unter Myokarditis, Herzrhythmusstörungen, Atemnot und Energiemangel. Der Hausarzt schrieb ihn krank. Sechs Wochen Krankenhausaufenthalt brachten die üblichen Herzbehandlungen, jedoch keinen Erfolg. Der Mann bekam für eine Woche einen Rollstuhl, weil sich sein Zustand weiter verschlechterte. Trotz aller ärztlichen Kunst zeigten die Herztherapien keinen Erfolg.

Der 48jährige wurde schließlich weiter an ein bayerisches Herzzentrum verwiesen, wo man ihn wiederum vier Wochen lang untersuchte. Doch auch das blieb erfolglos. Schließlich offenbarte der behandelnde Arzt dem völlig verzweifelten Mann: »Da kann man nichts machen.« *Hubert H.* müsse sich für den Rest seines Lebens mit einem schwachen Herzen abfinden, mit einem Leben als Frührentner, zu keiner Belastung mehr fähig. Depressiv lebte der Patient zu Hause.

Die Drüsen am rechten Kiefer waren geschwollen und schmerzten schon bei Berührung. Ein Besuch bei einem Zahnarzt brachte ein erstes Ergebnis: Im Röntgenbild sah man einen quer im Kiefer liegenden Weisheitszahn. Der Patient bat, diesen doch zu entfernen, doch der

Zahnarzt meinte, der Zahn sei »erstklassig«, man würde so einen Zahn drinlassen, und dabei blieb es.

> In die Klinik zurückgekehrt, sprach der Patient noch einmal mit den Ärzten, in dem Gefühl, dieser Zahn habe eine Beziehung zu seiner Herzstörung – aber alle Ärzte winkten nur ab und belächelten ihn. Dennoch bat er seinen Zahnarzt noch einmal, ihm den Weisheitszahn zu ziehen, aber der meinte, *Hubert H.* sei »mondsüchtig«, wenn er glaube, der Zahn störe in irgendeiner Weise.

Als ein Nachbar *Hubert H.* bat, ihm doch im Garten zu helfen, entschuldigte sich der Herzpatient mit seiner Krankheitsgeschichte. Daraufhin empfahl der Nachbar meine Praxis. Völlig verzweifelt erschien *Hubert H.* 1987 bei mir. Der Weisheitszahn wurde in einer Kieferklinik entfernt, im Kiefergebiet 48/49 (rechts unten) wurde auch das erkrankte Gewebe des Knochens wegoperiert. Eine Laborprobe ergab schnell: Das Gewebe war entzündet, doch gutartig.

> Die Kieferwinkel hinter dem Weisheitszahn 49 wirken genauso wie die Weisheitszähne auf Herz und Kreislauf.

Die Wunde des Weisheitszahns heilte nur sehr langsam; nach zwei Monaten mußte *Hubert H.* nochmals operiert werden. Kurz danach kam die Wende. Der 48jährige fühlte sich besser, die Herzrhythmusstörungen verschwanden von selbst, die Atemnot ebenfalls. Nach acht Monaten Arbeitsunfähigkeit war der Mann wieder voll arbeitsfähig – und ist es bis heute. Der Arztbericht bestätigte, daß keine Krankheiten mehr vorhanden waren. Der Patient fuhr wieder Ski mit seinen erwachsenen Söhnen und zeigte stolz Fotos von Siegerehrungen auf Tanzturnieren herum.

Acht Monate arbeitsunfähig

Vier versteckte Weisheitszähne

Der aktive 32jährige Gymnasiallehrer konnte es nicht fassen, daß ihm beim Unterricht vor Schülern öfter schwindelig wurde. Diese Kreislaufstörungen und manchmal auftretenden Magenschmerzen hatte er aber auch, wenn er seine Schreibarbeiten erledigte oder in der Freizeit malte oder bildhauerte. Seit einem Jahr hatte er diese gesundheitlichen Probleme. Die Ursachen suchte er überall, angefangen beim Essen bis hin zu den Schülern.

Der Grund waren aber vier verlagerte, nicht herausgewachsene und nicht sichtbare Weisheitszähne. Einen tief zerstörten linken oberen

Backenzahn 26, der besonders für den Magen »zuständig« ist, entfernte der Kieferchirurg gleich mit den Weisheitszähnen. Der Zahnarzt des Lehrers wollte diesen Zahn eigentlich noch mit einer Wurzelfüllung versehen und eine Krone daraufsetzen. Inzwischen ist der Patient beschwerdefrei. Blasenprobleme – über die er nicht geredet hatte – sind auch verschwunden.

Krank aus der Herzklinik

Karl H., 47, Geschäftsführer eines Supermarkts, war auch einer jener Patienten, bei denen ein Weisheitszahn Ursache für Herz- und Kreislaufbeschwerden war. Dabei war er gerade in einer Herzklinik gewesen. Danach ging es ihm gesundheitlich schlechter als vorher. Das ist verständlich, denn wenn der Kreislauf durch Hitze und Injektionen mehr in Gang kommt, strömen mehr als zuvor störende Stoffe aus toten Zähnen durch den Körper.

Störende Substanzen aus toten Zähnen

Zahn 38 des Patienten war entzündet. Zahn 18, oben rechts, war im Kiefer zurückgeblieben. Der obere Schneidezahn 11 schien nicht nur tot, sondern wies zudem ein gut stecknadelgroßes Granulom auf. Bei Zahn 48, dem unteren rechten Weisheitszahn, verhielt es sich nicht anders. Er war im Knochen gelagert. All diese Störherde wurden behandelt. *Karl H.* konnte beschwerdefrei entlassen werden. Die Ärzte der Herzklinik wunderten sich über das positive Ergebnis.

Nicht sichtbare Weisheitszähne, wackelnde Frontzähne

Dr. Wilhelm D. war hochdotierter und gefragter Dolmetscher. Trotz seiner erst 43 Jahre litt er an Herzbeschwerden. Er selbst hatte beobachtet, daß sie immer dann auftraten, wenn sich seine Frontzähne lockerten. Tatsächlich wackelten seine Schneidezähne zeitweise – und deswegen besuchte er auch drei- bis viermal pro Jahr den Zahnarzt. Normale Herzuntersuchungen blieben ergebnislos; so kam er zu mir.

Die Röntgenaufnahmen zeigten nicht sichtbare angelegte Weisheitszähne (Nr. 28, 38, 48), dazu wurde bei einem Zahn (48) noch eine walnußgroße Zyste entdeckt. Für mich ergab sich aus dem Zustand der Weisheits- und Schneidezähne und aus den Herzbeschwerden ein klares, in sich geschlossenes Krankheitsbild:

Die Region 48, also der Weisheitszahn, steht in Verbindung mit dem Herzen und der Niere. Die mittleren Schneidezähne wiederum hängen direkt mit der Niere zusammen, so daß die Erkrankung am Weisheitszahn die Nieren belastete und diese wiederum für die gelockerten Schneidezähne verantwortlich waren. Der Weisheitszahn 48 wurde samt Zyste entfernt, in Etappen auch die anderen Weisheitszähne. In kurzer Zeit festigten sich die Schneidezähne wieder – als Nebeneffekt verschwanden auch die Herzbeschwerden.

Ein Knoten an der rechten Halsseite

Einen Knoten an der rechten Halsseite hatte seit vielen Jahren die 55jährige Chefsekretärin *Margot S.*, die von einem Spezialisten an mich überwiesen worden war. Sie klagte zudem über starke Herz- und Kreislaufstörungen.

Röntgenbefund: Zahn 38 retiniert, am Durchbruch behindert. An Zahn 45 eine erbsengroße Aufhellung am wurzelgefüllten Zahn. An Zahn 48 langer Wurzelrest mit diffuser Aufhellung. Nach Entfernung des Weisheitszahns 38 (unten links) und des Weisheitszahnrests bei 48 (unten rechts) sowie des beherdeten Zahns 45 (ebenfalls unten rechts) verschwanden nicht nur die Herz- und Kreislaufbeschwerden, sondern auch der Knoten am Hals.

Steifer kleiner Finger

Nicht nur Kreislaufbeschwerden und zu niedrigen Blutdruck, sondern auch einen steifen rechten kleinen Finger (»Dünndarmfinger«) hatte die blonde Hausfrau *Gerda V.* Alle Behandlungen mit Medikamenten, Bestrahlungen und Heilinjektionen waren erfolglos geblieben. Nach Aussage der Ärzte war alles genetisch bedingt.

»Dünndarmfinger«

Mein Zahnbefund: Zahn 18 auf der rechten Seite war retiniert (also noch im Kiefer). Im rechten Unterkiefer hatte die Hausfrau bei 46 eine Restostitis (Knochenentzündung) und bei 48 einen erbsengroßen Wurzelrest. Die gesamte linke Seite war in Ordnung – bis auf Zahn 24. Dieser Zahn war tot und wies eine Knochenentzündung an der Wurzelspitze auf. Die Operationen wurden in mehreren Sitzungen durchgeführt. Es folgten Heilinjektionen mit Impletol an den operierten Kieferstellen. Nach genau sechs Behandlungen war der kleine Finger wieder weicher und bewegungsfähig; von den Kreislaufstörungen sprach *Gerda V.* gar nicht mehr.

Wurzelreste stören auch

Der sehr sensible, eher feminin wirkende Finanzbeamte *Kurt A.*, 42, kam in meine Praxis. Er hatte keine Zähne im Oberkiefer und im Unterkiefer nur noch drei. Sein Grund, mich aufzusuchen, war die Hoffnung, daß ich in seinem Kiefer die Ursache für sein Leiden finden könnte. Er hatte seit fünf Jahren Kopfschmerzen und Nierenprobleme, und seit drei Jahren litt er an Herzschmerzen. Das EKG sei in Ordnung gewesen, auch Blutuntersuchungen waren unauffällig, und so überwies ihn sein Hausarzt ratlos an mich.

Im zahnlosen Oberkiefer hatte er beim leeren Zahngebiet 16 einen kleinen Wurzelrest, und auf dieser Kieferseite befanden sich im Unterkiefer bei Zahn 46 (Dickdarm, Kopfschmerzen!) noch zwei Wurzelreste. Solche Wurzelreste will der Körper abstoßen, daher »arbeitet« ein derartiges Gebiet immer. Im linken Unterkiefer hatte *Kurt A.* eine erbsengroße Zyste bei Zahn 35; das ist schon eine beträchtliche Größe, sie braucht zum Wachsen etwa fünf Jahre. Ebensolange hatte er auch seine Beschwerden. In den unteren leeren Weisheitszahngebieten befanden sich erbsengroße Restostitiden (Knochenentzündungen), die Herz und Nieren belasteten. Der Kieferchirurg hatte viel zu tun und konnte zur Genesung des Patienten beitragen.

Abstoß-reaktion

Vor 20 Jahren entfernte Weisheitszähne hinterließen Knochenentzündungen

In der Klinik ihres Bruders war *Anna Sch.* dessen rechte Hand, hauptverantwortlich für Aufnahme, Diät, Massage. Sie war überarbeitet, sah blaß aus und wurde von Kreislauf- und Schlafstörungen geplagt. Sie führte das auf ihre anstrengende Arbeit zurück. Vor 20 Jahren waren ihr die Weisheitszähne entfernt worden.

Die Untersuchung bei mir zeigte einen toten Backenzahn 17, einen noch im Kiefer verbliebenen Eckzahn 13 und außerdem Knochenentzündungen im Gebiet der entfernten Weisheitszähne. Rund zwei Wochen lang wurde sie in einer Münchner Klinik behandelt, die leeren Gebiete wurden gereinigt und Zahn 17 und 13 gezogen. Durch die Entfernung der Knochenentzündung an den Weisheitszahngebieten verschwand der Bluthochdruck. Durch die Extraktion von 13 (dem »Zahn für die Hüfte«) geschah für sie ein »Weltwunder«: Die Patientin hinkte seit Kindertagen auf der rechten Seite, zog also das Bein nach. Ihre dadurch entstehenden Schmerzen waren nun auf einmal so reduziert, daß sie keine Schmerzmittel mehr einnehmen mußte. Die Hüfte spürte sie nur noch bei Ärger und Aufregung. Daß obere Eckzähne 13 oder

23 im Kiefer bleiben, kommt öfter vor, denn bei Platzmangel im Oberkiefer wachsen sie mit 10 bis 13 Jahren nicht heraus. Heute achten
Zahnärzte mehr auf fehlende Zähne, zumal sie dies mit Röntgenaufnahmen kontrollieren können.

Retinierte
Eckzähne

Krank durch schlechte Wurzelfüllungen

Der 52jährige Beamte *Kai E.* konnte sich von einer Grippe, die er vor
zwei bis drei Monaten durchgemacht hatte, nicht mehr richtig erholen.
Er war vorübergehend arbeitsunfähig. Alles schien diese Virusgrippe
verursacht zu haben. Der Patient hatte – bis dahin nicht gekannte –
Kreislaufprobleme und Herzrhythmusstörungen. Er war jahrelang bei
einem guten Zahnarzt in Behandlung, so daß er von dem Sinn einer erneuten Untersuchung seiner Zähne durch mich nicht überzeugt war.
Er glaubte auch nicht, daß die Ursachen für sein schlechtes Allgemeinbefinden im Zahnbereich liegen könnten.

Dem Patienten fehlten außer vier Weisheits- noch vier andere Zähne.
Er war stolz, alle anderen Zähne erhalten zu haben. Sie waren wirklich
in Hinblick auf ihre Erhaltung behandelt worden. Doch darunter befanden sich acht wurzelbehandelte Zähne, wobei nur zwei korrekt bis an
die Wurzelspitze gefüllt waren.

> Das Wurzelfüllmaterial muß exakt bis an die Wurzelspitze reichen.
> Es darf weder darüber hinausgehen (überstopfte Wurzelfüllung)
> noch vor der Wurzelspitze aufhören (unvollständige Wurzelfül-
> lung).

Unter den nicht wurzelgefüllten Zähnen fand ich noch die zwei mittleren unteren Schneidezähne 31, 41, die tot waren – mit schon im Röntgenbild imponierenden Granulomen, die sich später als mehr als erb-
sengroß herausstellten. Sie waren der Grund für seine seit fünf Jahren
laufend auftretenden Blasenentzündungen. Das Weisheitszahngebiet
18 oben rechts hatte eine erbsengroße Knochenentzündung, und links
im Weisheitszahngebiet 38 lag eine kirschkerngroße Zyste. Um diese
Größe zu erreichen, muß eine Zyste etwa zehn Jahre lang wachsen. Der
Patient hatte früher schon Kreislaufprobleme, aber keine Zeit, sie zu
beachten.

Zuerst wurden die Zyste bei 38 und die Zähne 31, 41 in einer Klinik
entfernt. Nach drei Tagen war der Patient von den Kreislaufstörungen
kuriert. Es folgte eine viermonatige Behandlung mit Heilinjektionen.
Da er nun den Sinn und Erfolg der Operation erkannte, ließ er sich auch
die übrigen Knochenentzündungen und Störfelder mit begleitenden

Maßnahmen zur Kräftigung entfernen. Der Patient wurde wieder voll arbeitsfähig und gesund.

Epileptische Anfälle, zu viele tote Zähne und der Weisheitszahn

Josef E. aus Österreich litt – trotz seiner jugendlichen 30 Jahre – an Herz- und Kreislaufbeschwerden. Hinzu kamen sogar epileptische Anfälle. Es lag eine Kombination ungünstiger Beeinflussung durch Weisheits-zähne und wurzelgefüllte Zähne vor. Der Weisheitszahn 18 war nicht entwickelt, anstelle der fehlenden Zähne 46 und 38 waren Restostitiden (Knochenentzündungen). In diesen Zähnen lag sicher die Ursache für die Herz- und Kreislaufprobleme. Einige Zähne (12, 14, 16, 25) waren unvollständig wurzelgefüllt.

Ich begann die Behandlung mit dem Ziehen von Zahn 14, um eine Stabilisierung und Ordnung im Allgemeinzustand zu schaffen. Es folg-te das Ziehen von Zahn 18; darauf trat eine Besserung des Gesund-heitszustands ein. Erst jetzt entfernte ich auch alle Restostitiden. Hier **Darm-** fand sich matschiges Gewebe im Kiefer – eine Knochenentzündung als **bakterien** Folge einer Zahnextraktion, bei der Darmbakterien in die Wunde ge-**in der** langt waren, wahrscheinlich die Ursache für die epileptischen Anfälle. **Zahnwunde**

Herz- und Kreislaufbeschwerden durch tote Zähne

Herz- und Kreislaufbeschwerden können auch allein von toten Zähnen herrühren. Von mehreren Zähnen in einem Gebiß ist es oft nur ein einziger der die Beschwerden verursacht.

Zu der Störung kommt es durch eine bakterielle Infektion. Die tote Zahnpulpa »zieht« sich an die Wurzelspitze zurück. Dort kann sie in einem Kügelchen, einem Granulom, abgekapselt vorliegen. Wenn das Granulom platzt, entzündet sich das umliegende Knochengewebe und bildet einen Störherd. Doch auch wenn das Granulom als Ganzes in den Körper gelangt, haben wir es mit einer Störung zu tun. Manchmal ergießt sich gangränöses, totes Pulpengewebe unmittelbar in den Knochen. Dann folgt eine Knochenentzündung an der Wurzelspitze.

Der Pulpeninhalt kann also auf zweierlei Weise in den Körper gelan-gen: entweder über das Granulom oder indem es sich in den Kieferkno-chen ergießt. Die Unterschiede sind im Röntgenbild gut sichtbar.

Im Vergleich mit dem Störherd Weisheitszahn kommt es bei toten Zähnen eher zu Herzmuskelentzündung sowie zu Infektionen im Körper, z.B. Nierenbeschwerden. Wenn der tote Zahn allein die Ursache für die Herz- und Kreislaufbeschwerden ist, dann genügt es, diesen einen Zahn zu ziehen und das entzündete Knochengewebe zu entfernen.

Tote Zähne, Migräne und Kreislaufbeschwerden

Eigentlich hatte ich immer nur auf der Straße mit ihr gesprochen. Doch irgendwann saß meine 50jährige Nachbarin auch in meinem Wartezimmer. Sie litt unter Kreislaufbeschwerden und Migräneanfällen, und dies erst seit dem Einsetzen einer etwa 10 000 Mark teuren Brücke im Oberkiefer. Ihrem Zahnarzt hatte sie zwar von den Migräneanfällen erzählt, doch der tat dies mit einer Handbewegung ab. Ihre Beschwerden hätten nichts mit den Zähnen zu tun. Zwei Jahre ertrug sie die Anfälle – schließlich wollte sie nicht unangenehm auffallen. Sie entschied sich schließlich, zu mir zu kommen, als sie wieder einmal einen schweren Migräneanfall hatte.

Teure Brücke umsonst

Ich gab ihr eine Injektion mit Procain zur örtlichen Betäubung an den linken oberen (entzündeten) Weisheitszahn im Gebiet des 28 und 29 sowie an die toten »Brückenzähne«. Unter der Brücke fand ich bei Zahn 14 eine Metallnadel im Kieferknochen – von einer Wurzelbehandlung herrührend. Solche Nadeln haben Widerhaken wie eine Angel. Nicht nur das: Am Platz von Zahn 15 war die Wunde (das leere Zahnfach) nicht verheilt. Der mittlere Schneidezahn 11 hatte eine unvollständige Wurzelfüllung, d.h., der Pulpenkanal war nicht mit Füllmaterial bis zur Wurzelspitze abgefüllt. Im nicht abgefüllten Teil der Wurzel befindet sich dann totes Zahnmaterial, das durch seine chemische Veränderung den Körper stört. Jeder Patient, dem ich dies erkläre, versteht, daß dies den übrigen Organismus beeinträchtigt und deswegen der Zahn heraus muß.

Ein Kieferchirurg entfernte meiner Nachbarin die so teure Brücke mit den dazugehörigen toten Zähnen und Störfeldern. Damit waren die gräßlichen Migräneanfälle weg. Die Frau muß jetzt freilich eine Totalprothese tragen, die man im Gegensatz zur Brücke jedoch herausnehmen kann. Bei den Zahnextraktionen entfernte der Kieferchirurg auch eine Restostitis (Knochenentzündung) im Unterkiefer bei Zahn 48, so daß auch die Kreislaufbeschwerden ganz und gar verschwanden.

Ärztin mit sieben toten Zähnen

Dr. Martha W. war zwar Ärztin, konnte sich selbst aber nicht von ihrer schweren Krankheit befreien. Die Österreicherin litt an Trigeminusneuralgie, Polyarthritis und Herzrhythmusstörungen. Sie konnte nur noch schlecht gehen und war seit langem arbeitsunfähig. Die Polyarthritis hatte sie seit 20 Jahren, erstmals 1974 in einem Schub, dann wieder 1980 nach einer Zahnbehandlung. Seit 1988 kamen sogar Sehstörungen am linken Auge dazu.

Sogar Sehstörungen

Der Zahnbefund zeigte, daß sieben Zähne nicht mehr lebten und einige unvollständige Wurzelfüllungen aufwiesen. Alle beherdeten Zähne wurden entfernt, und kurze Zeit später war die Ärztin – zu ihrem eigenen Erstaunen – wieder schmerzfrei, fröhlich, zeigte Lebensmut und war wieder arbeitsfähig. Eigentlich fast nicht zu glauben!

Tote Zähne und krank in jeder Hinsicht

Richard Q. aus Nordbayern hatte ein hochgradig gestörtes Allgemeinbefinden, das sich seit fünf Jahren ständig verschlimmerte; er litt an Schwindelanfällen, Kreislaufstörungen, Schweißausbrüchen, Schmerzen in der Herz-Lungen- und in der Darmgegend. Dazu plagten ihn Atemnot, Schmerzen in den Gelenken, leichtes Rheuma, Durchschlafstörungen, allgemeiner Energiemangel und Wetterfühligkeit. In den letzten Jahren hatte er nicht weniger als elf Ärzte konsultiert, unter anderen einen Internisten, einen Augen-, einen Nerven- und einen Hals-Nasen-Ohren-Arzt, sowie einen Heilpraktiker.

Schließlich wurde der Mann bei einem einwöchigen Klinikaufenthalt umfassend neurologisch und internistisch untersucht. Man bescheinigte ihm dabei eine Amalgamallergie. Er hatte alle Zähne überkront – darunter lagen Amalgamfüllungen. In der Zeit vor dem Besuch in meiner Praxis traten zusätzlich noch Schwäche in den Armen, den Beinen sowie Verstopfung abwechselnd mit Durchfall auf.

Sämtliche Zähne beherdet

Die Röntgenübersichtsaufnahme der Zähne zeigte ein erschreckendes Bild: Alle vorhandenen Zähne hatten eine Beherdung. Sie wurden – auf Wunsch des Patienten – von mir gezogen, und er erhielt eine Totalprothese. Seitdem ist der Gesundheitszustand des Mannes hervorragend.

Kreislauf- und Darmbeschwerden – wenn die »innere Ordnung« nicht stimmt (Zahn 24)

Ganz besonders schwierig gestaltete sich die Heilung des blassen, schmalen 42jährigen Beamten *Heinrich Sch.*: Er litt unter Herz- und Kreislaufbeschwerden – obwohl man ihm schon vier Weisheitszähne entfernt hatte. Wo vorher Weisheitszähne waren, befanden sich nun unverheilte, ziemlich tiefe Zahnfächer (Alveolen). Der Patient litt unter Ohnmachtsanfällen und zu niedrigem Blutdruck; ausgelöst durch eine Abmagerungskur verbreitete er unangenehmen Körpergeruch. Er tat viel, um wieder gesund zu werden, hatte schon etliche Ärzte besucht, die aber nicht auf Dauer helfen konnten.

Körpergeruch nach Abmagerungskur

In meinem Untersuchungsbefund hielt ich fest, daß die unteren Backenzähne (46 und 36) avital waren, also nicht mehr lebten. Einer davon war wurzelbehandelt, jedoch nicht vollständig bis an die Wurzelspitze, und wies schon eine Knochenentzündung auf. Der andere hatte ein größeres Loch im Zahn bis in den Pulpenraum (das Zahninnere), und die Wurzelspitzen waren nicht einwandfrei. Diese intensiv wirkenden »Dickdarmzähne« (untere 6er) mußten ja den Körper stören! *Heinrich Sch.* hatte schon einmal eine Darmreinigungskur hinter sich gebracht, was aber den Kreislauf noch mehr beeinträchtigte.

Die Zahnuntersuchung förderte aber noch mehr zutage: Der Mann hatte am oberen linken Zahn (24) eine Entzündung an der Wurzelspitze, dieser Zahn war zudem tot, und dadurch wiederum ergaben sich Beschwerden in der Kieferhöhle. Nur diese wurde immer behandelt – an der wahren Ursache, dem Zahn, hatte niemand gearbeitet. Dieser Zahn neben dem Eckzahn hat zwei dünne, sehr lange Wurzeln und ist schwer zu ziehen. Die hintere dieser beiden Wurzeln ist meist kürzer, und der Zahnarzt erkennt am Röntgenbild oft nicht, wenn diese Wurzel einen Eiterherd aufweist. Man kann vermuten:

> Zahn 24 oder der entsprechende Zahn der anderen Gesichtshälfte (14) ist derjenige, der unsere »innere Ordnung« durcheinanderbringen kann. Menschen, die ihre innere Ordnung nicht finden und ständig nach einem »Guru« suchen, haben oft nichts anderes als eine Störung am oberen 4er!

Bei *Heinrich Sch.* wurden die Weisheitszähne nachoperiert und die unteren Zähne 36 und 46 gezogen (die für den Dickdarm »zuständig« sind). Zahn 24 wurde ebenfalls extrahiert. Nach diesem Eingriff besserte sich der Zustand des Beamten schlagartig: Kreislaufstörungen, Kopfschmerzen und allgemeines Unwohlsein legten sich, der Darm regenerierte sich. Die Frau des Patienten hatte ihm zuliebe eine Arbeit in einem Reformhaus angenommen, nur um mehr über vegetarische Kost und alternative Ernährung zu lernen. Der Mann hatte sich ganz auf diese Kost eingestellt, ohne jedoch völlig zu genesen. Nach der Operation ernährte er sich weiterhin vegetarisch. Jedes Jahr kam *Heinrich Sch.* zur Nachuntersuchung. Durch die gründliche Zahnsanierung und die gesunde Ernährung wurde er wieder ein gesunder, fröhlicher Mensch.

Kreislaufbeschwerden und »Tennisarm« – schuld war der obere 4er

Dr. R. überwies mir eine seiner Patientinnen; er wußte absolut nicht mehr weiter. *Lore S.*, 54, litt an Schlaflosigkeit, Schulterschmerzen, »Tennisarm«, Darmstörungen – und natürlich Kreislaufbeschwerden. Die Frau war wegen ihres »Tennisarms« (Schmerzen im Ellbogengelenk) bei einem Orthopäden in Behandlung, der ihr Cortison spritzte. Die Schmerzen traten dann nur noch alle vier Wochen auf, vergingen aber nie ganz.

Cortison wirkte nur temporär

Ein Röntgenbild zeigte es: Zahn 14 – der Zahn rechts oben – war tot und hatte eine Knochenentzündung verursacht. Dieser Zahn – überwiegend für den Ellbogen »verantwortlich« – wurde gezogen, an die Wundstelle wurden Heilinjektionen gesetzt. Dies brachte sofort Beschwerdefreiheit.

Gelenkig bis ins hohe Alter

Gelenkbeschwerden liegen meist mehrfache Ursachen zugrunde. Eine davon kann ein beherdeter Zahn sein, d.h., ein Zahn ist tot, hat ein Granulom an der Wurzelspitze oder – bei mehrwurzeligen Zähnen – sogar ein Granulom in der Teilung der Wurzel. Gelenkbeschwerden können aber auch von einem verlagerten Zahn herrühren, der das umliegende Knochengewebe schädigt. Bei einem unfertigen verlagerten Weisheitszahn enthält das Zahnsäckchen schädliches Zellmaterial. Das Bindegewebe im Kiefer und im Zahn ist mit dem Bindegewebe im ganzen Körper verbunden, zum Beispiel ist das Gewebe des Zahns das gleiche wie das der Leber. Auf diese Weise können sich Schädigungen ausbreiten.

Akute Gelenkschwellungen

Es kommt vor, daß ein Gelenk »von heute auf morgen« anschwillt. Man sieht dann beispielsweise einen Kniegelenkserguß oder einen geschwollenen Fuß. Die Ursache hierfür kann auch ein Herd an einem Zahn und dem umliegenden Kiefer sein.

> Akute Gelenkschwellungen finden sich überwiegend bei jungen Menschen im Alter von 15 bis 28 Jahren. Der Herd für solch eine akute Schwellung ist meist ein halb retinierter Weisheitszahn, der durch die Schleimhaut dringt und dabei eine Entzündung in seiner Umgebung verursacht. Mit Entfernen des Weisheitszahns verschwindet auch die Gelenkschwellung.

Eine andere Ursache für akute Gelenkschwellungen kann ein durch Parodontose freiliegender Zahn sein; in diesem Fall befindet sich auch eine Entzündung oder Eiter am Zahn. **Parodontose**

Zähne, die mit Granulomen behaftet sind, können ebenfalls zu Gelenkschwellungen führen. Diese Herde sind äußerlich nicht sichtbar; sie befinden sich meist an den unteren »Sechsjahr-Molaren« (Zähne 36 und 46). Bei vielen Jugendlichen ist dieser Zahn schon kariös oder überhaupt tot und wurzelbehandelt. Wenn also ein Jugendlicher plötzlich den Arm nicht heben kann oder wenn der Arm nachts »einschläft«, dann könnte ein Herd am unteren 6er die Ursache sein.

> **!** ● Das heißt aber nicht, daß Gelenkschwellungen nur durch Zähne bedingt sein können; natürlich gibt es auch vielfältige andere Ursachen.

Kieferklemme durch Weisheitszähne

Kälte als Auslöser

Ein 22jähriger Araber kam aus Saudi-Arabien nach München. Nach nur einem Tag Aufenthalt im – für ihn – kühlen Oktober litt er unter einer Kieferklemme und konnte den Mund kaum noch öffnen. Die halbretinierten (eingelagerten) Weisheitszähne, oben Zahn 28 und unten Zahn 38, entpuppten sich als Ursache. Ich entfernte die Zähne, und nach zwei Tagen war die Kieferklemme verschwunden.

Schmerzen am linken Knie und ein geschwollenes Bein

Aus der Nähe von Kassel kam *Martin M.* angereist; er hatte Schmerzen am linken Knie und ein geschwollenes Bein. Der Blick in den Mund zeigte deutlich: Im zahnlosen Oberkiefergebiet fanden sich bei Zahn 24 und Zahn 25 Amalgamreste, im zahnlosen Unterkiefergebiet der Frontzähne (31, 32 und 41) Knochenentzündungen (Restostitiden) und an Zahn 42 eine diffuse Aufhellung an der Wurzelspitze. Zahn 44 war unvollständig wurzelgefüllt.

An Zahn 13, dem rechten oberen Eckzahn, setzte ich eine Injektion, denn dieser beherdete Eckzahn hat eine Beziehung zum linken Knie. Ergebnis: Die Schmerzen am linken Knie verschwanden. Der Patient ließ sich in Norddeutschland dann den gesamten Oberkiefer sanieren, die Amalgamreste wurden entfernt, und eine obere Totalprothese wurde hergestellt. Die Entfernung der Restostitiden im unteren Frontzahngebiet (31, 32, 41) und das Ziehen des Zahns 42 hatten zur erfreulichen Folge, daß die Prostatabeschwerden verschwanden, worüber sich sein norddeutscher Arzt sehr wunderte. Die Knieschmerzen vergingen, und es blieben nur leichte Lymphstauungen im Bein.

Verstärkte Schmerzen nach orthopädischer Operation

Einen erschreckenden Zahnbefund hatte die 50jährige *Gerlinde F.* Sie wurde von ihrem Heilpraktiker geschickt. Sie war ständig in orthopädischer Behandlung. Ein Orthopäde hatte die geschwollene rechte Großzehe operiert, seitdem ging es ihr gesundheitlich noch schlechter. Dies wunderte mich nicht, denn durch Injektion und Operation oder bei

Hitze werden alte chronische Herde angeregt, geöffnet und geben ihre körperfremden giftigen Eiweißstoffe in den Körper ab.

Die Frau litt an Rückenschmerzen, Schmerzen am rechten Arm und Ellbogen und Venenentzündung im rechten Bein. Passend zu den Beschwerden an der rechten Körperseite hatte die Patientin im rechten Unterkiefer bei Region 48, 49 Wurzelreste mit einer Knochenentzündung rundherum. Wurzelreste wirken immer wie Fremdstoffe im Körper, die laufend Abstoßungsreaktionen hervorrufen. Der Patientin konnte geholfen werden.

»Rheuma«

Wenn es in einem Gelenk »zieht«, spricht der Laie gerne von Rheuma. Rheumatismus ist eine »ungenaue Sammelbezeichnung für Beschwerden am Bewegungsapparat mit fließenden, reißenden, ziehenden Schmerzen« (Pschyrembel). Es gibt Rheumaanfälle und Rheumafieber.

Sammel-bezeichnung

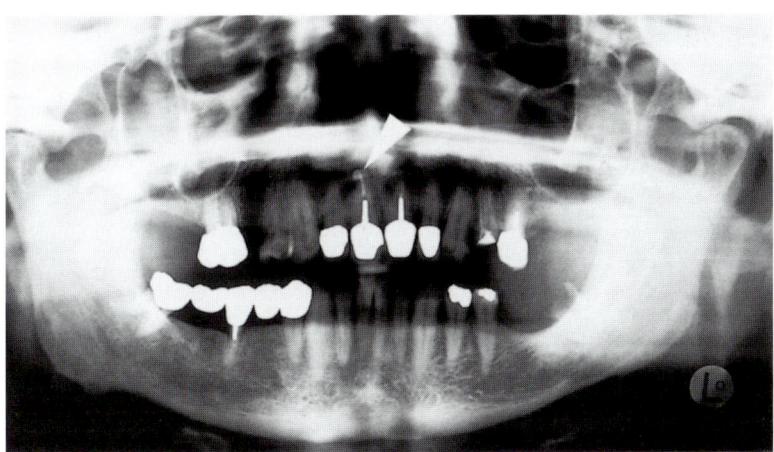

Abb. 12
60jähriger Mann mit Rückenschmerzen und Rheuma in den Fingern. Das Gebiß weist sechs unvollständig gefüllte Wurzelfüllungen auf. Am Zahn 11 (Pfeil) sieht man, wie das Wurzelfüllmaterial über die Wurzelspitze hinausdrängt und eine Knochenentzündung verursacht.

Bei *echtem* Rheuma hat man meist chronische Gelenkentzündungen, die sich z.B. bei Wetterwechsel schmerzhaft melden. Anders als bei Arthritis und akuten Gelenkschwellungen verschwinden sie – normalerweise – nicht so schnell.

Was oft übersehen wird: Rheuma kann auch von toten Zähnen herrühren. Mit dem *Huneke*-Test läßt sich ein Herd rasch aufspüren. Bei diesem Test wird an den mutmaßlichen Herd ein Neuraltherapeutikum – meist Impletol – gespritzt. Wenn der Herd für das Rheuma verantwortlich ist, dann sollten kurz nach der Testinjektion die Rheumaschmerzen sofort nachlassen. Deswegen spricht man beim *Huneke*-Test auch vom »Sekundenphänomen«.

Test-injektionen

Ein häufig anzutreffendes Beispiel ist Rheuma im Knie: Es »zieht« im Knie, doch das Knie ist nicht angeschwollen. Eine Testinjektion an den unteren Eckzähnen (33, 43) kann zeigen, ob dort Herde vorliegen, die auf das Knie ausstrahlen.

Rheumaartige Beschwerden durch die unteren Weisheitszähne

Mit Rücken- und Knieschmerzen sowie Schulterbeschwerden kam vor wenigen Jahren eine Staatsanwältin zu mir. Ich spritzte ihr erst einmal einprozentiges Procain an die Weisheitszähne 38 und 48 sowie an die oberen Mandelpole. Schon nach zehn Minuten verspürte die Patientin leichte Besserung. Die mißtrauische Frau sah damit, daß die Zähne Ursache für ihre Leiden sein mußten. Die Weisheitszähne wurden gezogen, und von da an fühlte sie sich wieder pudelwohl.

Knieoperation erspart

Seit über zwei Jahren litt *Heinrich H.*, 48, an Rheuma und an Kniegelenkschmerzen der rechten Seite. Sein Hausarzt hatte ihm Massagen verordnet, doch bei insgesamt 30 Behandlungen traten nur kurzfristige Besserungen ein. Etwas später verschlimmerten sich die Schmerzen. Der Hausarzt bestand auf einer Knieoperation, die der Mann aber nicht vornehmen ließ.

Ein Heilpraktiker hatte *Heinrich H.* zu mir geschickt. Es begannen die üblichen Routineuntersuchungen, die Röntgenaufnahme des Gebisses, der Voll-EAV-Test und die Vitalitätsprüfung.

Ergebnis: Die Zähne 18, 28, 38, 48 und 46 waren avital, also tot. Die Röntgenaufnahme zeigte aber auch, daß in der Region 39 eine erbsengroße Zyste lag. Der Patient ließ sich Zahn 46 und die Weisheitszähne ziehen und die Zyste entfernen. Den Erfolg spürte er schon wenige Tage später: Das Knie war belastbarer als früher. Zwei Wochen später konn-

te der 48jährige sich wieder sportlich betätigen und sein Knie voll belasten – völlig ohne Schmerzen. Nach einem Jahr kam er zur Kontrollun-
tersuchung und für Heilinjektionen in die Praxis. Er war überglücklich,
schmerzfrei zu sein. Niemand sprach mehr von Rheuma.

Nach
zwei Wochen
wieder Sport

Angeblich unheilbares Rheuma

Ein weiterer Fall von Rheuma, der fast aussichtslos schien: *Hanna G.*,
42, selbständige Innenarchitektin, schleppte sich mühsam zur Arbeit.
Angeblich litt sie an unheilbarem Rheuma. Die sehr ausgeglichene
Dame schien sich in ihr Schicksal ergeben zu haben. Beide Knie- und
Fußgelenke waren geschwollen, so daß sie schwer gehen konnte.
   Ich setzte der Patientin an vier Weisheitszahngebiete Heilinjektionen. Das reichte, um sie beschwerdefrei aus meiner Praxis gehen zu lassen. Nach zwei Wochen kam die Frau allerdings mit denselben Beschwerden wieder. Ich überwies sie zu einem Kieferspezialisten, der ihr
die Weisheitszähne herausoperierte. Anschließend führte ich zweimal
pro Woche Heilinjektionen und Laserbehandlungen durch. Seither –
inzwischen sind zwölf Jahre vergangen – lebt *Hanna G.* beschwerdefrei
ohne Rheuma und findet Freude am Leben.

Mit Rheumaschmerzen aus der Rheumaklinik

Gerade kam er von einer vierwöchigen Kur in einer Rheumaklinik
zurück, dennoch hatte er noch schwere Schmerzen in beiden Armen –
von den Fingern bis zur Schulter. Seit anderthalb Jahren war *Josef H.*,
45, schon arbeitsunfähig, und nichts schien darauf hinzudeuten, daß
sich sein Zustand besserte. In der Klinik hatte er starke Medikamente
erhalten, Massagen und Bäder. Doch alles half nichts; sogar Knie und
Rücken schmerzten nun zusätzlich. Während der Kur hatte sich lediglich der Zustand des rechten Arms und des rechten Knies etwas gebessert. Die linke Seite blieb weiterhin sehr schmerzhaft.
   Bei der Röntgenuntersuchung konnte ich feststellen, daß sich am
Eckzahn 33 im linken Unterkiefer eine kirschkerngroße Zyste entwickelt hatte. Eine ebenso große Zyste befand sich im Bereich der Zähne 36/37. Sofort operierte ich die Zysten, später entfernte ich noch den
vereiterten Zahn 26, also einen Backenzahn auf der linken Seite. Zur
Kontrolle meiner Arbeit schickte ich den Patienten zu einem Kieferchirurgen. Die Mundverhältnisse waren nun vollkommen in Ordnung.
Zufrieden war auch *Josef H.*: Er hatte kein Rheuma mehr, schluckte
keine Medikamente und konnte arbeiten. Für seinen Hausarzt war das

Immer
wieder
Zysten

alles »ein Wunder«. Den Röntgen- und den Behandlungsbefund schickte der Hausarzt an die Rheumaklinik.

Zusammenhang zwischen Zähnen und Organen

Waltraud W. glaubte grundsätzlich nicht an den Zusammenhang zwi-
schen Zähnen und Organen im Körper. Als die 50jährige mir von ihrem
Rheuma erzählte und ich auf ihre Zähne verwies, lachte sie schallend.
Ihre Schmerzen an den Fingergelenken und zeitweise an der linken
Hüfte ertrug sie geduldig.

Zuerst entfernte ich ihre Amalgamfüllungen und behandelte die
Zähne mit dem Lasergerät. Dann verabreichte ich ihr Heilinjektionen,
um ihr zu beweisen, daß einige Zähne entfernt werden müßten. So war
der obere Zahn 14 wurzelgefüllt; dies ist der Zahn für den rechten Ellenbogen und den rechten Arm. Auch die 6er-Zähne links oben und
unten waren wurzelgefüllt. Nach jeder Heilinjektion war sie ein bis
zwei Tage beschwerdefrei. Nun sah die Patientin ein, daß sie die Zähne
entfernen lassen mußte. Und damit waren auf Dauer auch Arm- und
Schulterschmerzen verschwunden. Nicht nur das: Sie hatte auch keine
Verdauungspr obleme mehr – die sie mir anfangs verschwiegen hatte.

Ein Metallstift ragte in den Kiefer

Lehrerin *Anita K.*, 41, hatte seit etwa drei Jahren Rücken- und Gelenkschmerzen. Bei beruflicher Überbeanspruchung nahm sie Schmerzmittel ein. Ärztliche Diagnose: Gelenkrheuma. Linderung könnten auf
Dauer nur noch Rheumamittel bringen. Nach einiger Zeit kamen nun
zu allem Unglück noch stechende Schmerzen im rechten Oberkiefer
bis zum Auge sowie Nackenschmerzen hinzu. Auch der Blutdruck war
gestiegen. Massagen brachten keine Besserung.

Ich ließ alle Zähne röntgen, dazu nahm ich die Vitalitätsprüfung vor.
Sechs Zähne waren tot, die Weisheitszähne fehlten. Im Gebiet 28 sah
man im Röntgenbild eine erbsengroße Aufhellung, also Kieferentzündung. Bei Zahn 35, »zuständig« für Brust, Keimdrüsen, Hormonhaushalt, ragte durch den Zahn bis in den Kiefer hinein ein Metallstift und
entzündete dort den Knochen. Dieser Zahn sowie alle toten Zähne wurden gezogen. *Anita K.* erhielt oben eine Total-, im Unterkiefer eine Teilprothese. Alle Beschwerden verschwanden nach und nach. Die Patientin war gesund und bekam nach zehnjähriger Ehe ihr erstes Kind.

**Schwanger
nach Gebiß-
sanierung**

Rheuma durch Knochenabbau

»Rheuma« hat nach meiner langjährigen Erfahrung viele
Ursachen; zwei davon sind tote Zähne und Weisheitszähne.
Sogar Knochenabbau (Parodontose) kann ein Störherd sein.

So auch im Fall einer 52jährigen Sekretärin, die furchtbar an Rheuma
litt. Dazu kamen Schulter- und Gelenkbeschwerden sowie viele weitere
unspezifische Schmerzen. *Erna E.* war längst arbeitsunfähig und fand
den Weg zu mir durch eine Freundin, die an Gelenkbeschwerden gelitten hatte und durch Ziehen eines Weisheitszahns davon befreit wurde.

Bei *Erna E.* stellte sich heraus, daß links und rechts oben die Zähne
16, 17 und 26, 27 nicht mehr fest mit dem Kiefer verbunden waren, sondern nur noch mit dem Zahnfleisch. Der Knochen war bis zur Wurzelspitze zurückgegangen; es hatte also ein Knochenabbau stattgefunden.
Der Weisheitszahn 38 fehlte, an der Stelle aber fand sich eine erbsengroße Entzündung im Knochen. Diese wurde operiert, insgesamt wurden vier Zähne gezogen. Allein dadurch ging das Rheuma zurück. Vier
Monate nach dem Eingriff hatte die Frau zwar nochmals einen richtigen Schub rheumatischer Beschwerden, die aber danach für immer
abklangen.

Krankheitsherd auf der rechten Seite, Schmerzen in der linken Körperhülfte

Manchmal zeigt sich eine Beziehung von Krankheitherd auf der rechten Seite und Schmerzen in der linken Körperhälfte. *Erwin Sch.* litt nicht
nur unter Rheuma, sondern mehr noch unter Schmerzen am linken
Knie. Vier Wochen war er schon in einem Kurheim für Rheumakranke
gewesen – geholfen hatte es nicht. Schließlich wurde er von
einem Heilpraktiker an mich verwiesen.

Heilpraktiker als Mittler

Rechts oben war der Zahn 16 vereitert. Nachdem er gezogen war,
schwoll das linke Knie ab und war wieder voll beweglich. Ein Jahr später
erzählte er, daß er wieder Ski fahre und ausgiebige Wanderungen
unternehme.

Rechts oben ein Herd, links Kniebeschwerden

Er hatte gerade eine gründliche Zahnuntersuchung hinter sich; *Willi A.*,
Ingenieur, war bescheinigt worden, daß seine Zähne in Ordnung seien.
Der Mann hatte sich schon zum zweitenmal in eine Rheumaklinik

begeben, weil sein linkes Bein angeschwollen war. Das linke Knie war sogar so dick und in Gips verpackt, daß der behandelnde Arzt einen Meniskusriß vermutete.

Schon die erste Untersuchung bei mir ergab, daß Zahn 27 oben links und der verlagerte Zahn 28, auch links, operativ entfernt werden mußten. Danach und dank der nachfolgenden Heilinjektionen konnte der Ingenieur das Bein wieder etwas besser bewegen. Doch die Schwellung am Knie ging nicht zurück. Daraufhin ging *Willi A.* erneut in eine Rheumaklinik zur Behandlung. Es besserte sich nichts, weshalb er noch einmal in meine Praxis zur Untersuchung kam. Dabei entdeckte ich, daß Zahn 16 eine entzündete Wurzelhaut (erweiterten Periodontalspalt) aufwies und diese von einem Knochenabbau (Parodontose) im gesamten Oberkiefer herrührte. Der Zahn 16 war zwar nicht tot, doch in Absprache mit dem Patienten zog ich den Zahn dennoch. Dabei entdeckte ich ein erbsengroßes Granulom – von Eiter umgeben. Es war im Röntgenbild nicht sichtbar gewesen. Schon nach wenigen Tagen war das Knie von Willi A. wieder so schlank wie früher.

Erweiterter Periodontalspalt

Amalgam in der Prothese – früher durchaus üblich

Maria M., 69, wohnte seit Jahren in einem feuchten, schlecht isolierten Haus. Ganz plötzlich litt sie an Gelenkschmerzen, die in Schüben auftraten. Etwas später kamen schmerzhafte Erkrankungen der Arme und Beine bis hin zum Gesicht hinzu. Dabei stellten die Ärzte eigentlich keine Rheuma- oder Gichtsymptome fest. Das Ganze war den Ärzten ein Rätsel. Die Patientin erhielt so hohe Schmerzmittelmengen, daß vorbeugende Maßnahmen gegen Magen- und Darmgeschwüre ergriffen werden mußten. Dennoch verschlimmerte sich ihre Krankheit: Die Gelenke schwollen weiter an, die Frau war nicht mehr fähig, Dinge zu heben.

Schließlich konnte sie sich nicht mehr selbst versorgen. Ihr Zustand verschlimmerte sich so weit, daß sie nicht mehr in der Lage war zu essen – bedingt durch Gesichtsschmerzen. Die Ärzte vermuteten eine arthroseähnliche Abnutzung der Gelenke. Sie verschrieben ihr noch stärkere schmerzlindernde Arzneien, verordneten eine vierwöchige Kur. Eine Besserung trat nur periodisch ein. Ein Arzt überwies *Maria M.* schließlich an mich.

Arthrotische Gelenkabnutzung vermutet

Die zahnärztliche Diagnose: Reste der vor zehn Jahren entfernten Zähne in Ober- und Unterkiefer sowie schwammartige Gewebsveränderungen im Bereich des rechten Oberkiefers. Ich vermutete, daß Ursache aller Leiden auch die Verwendung unterschiedlicher Metalle in den Zahnprothesen von *Maria M.* sein könnte, die darauf allergisch reagierte. Ihre Unterkieferprothese enthielt große Mengen Amalgam. Amalgambrocken und Bleiteilchen hat man früher zur Beschwerung der unteren Zahnprothese eingebaut. In manchen Ländern wird diese Praxis noch heute gehandhabt.

Innerhalb von zehn Tagen wurden die Zahnherde und Wurzelreste in der Klinik entfernt. Anschließend erhielt *Maria* ein neues, amalgamfreies Gebiß. Erfolg: über zwei bis drei Monate kontinuierlich abklingende Schmerzen. Seit einem Jahr ist die Patientin beschwerdefrei, kann ihren Haushalt wieder allein versorgen und braucht keine Schmerzmittel mehr, und dies, obwohl sich die Wohnsituation nicht gebessert hat. Sie wohnt weiterhin in dem feuchten Haus. Wahrscheinlich deshalb leidet *Maria M.* noch heute gelegentlich an wetterbedingten Gelenkschmerzen.

Rückenschmerzen

> Rückenschmerzen treten oft gemeinsam mit Nacken- und Kopfschmerzen auf. Meine Erfahrung hat gezeigt, daß Rückenschmerzen meist mit Herden an den mittleren Schneidezähnen – oben wie unten – zusammenhängen.

Rückenschmerzen scheinen ungleich auf die Geschlechter verteilt zu sein. In meiner Praxis erschienen mehr Männer als Frauen mit Rückenschmerzen. Bei den Männern gesellten sich mitunter zu den Rückenschmerzen eine Blasenentzündung oder Prostatabeschwerden. Bei heftigen Rückenschmerzen ist oft der mittlere Schneidezahn (1er)

Männer öfter betroffen

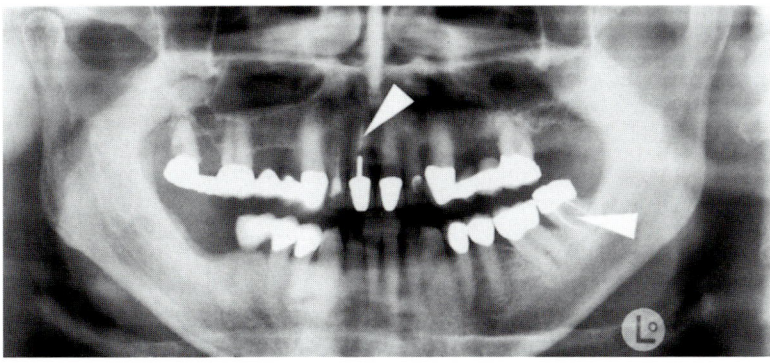

Abb. 13
Älterer Mann mit krankhaften Rückenschmerzen. Beim oberen Schneidezahn 11 (linker Pfeil) sieht man eine unvollständige Wurzelfüllung. Der Weisheitszahn 38 ist sorgfältig wurzelgefüllt (rechter Pfeil) und stört trotzdem. Weitere Herde im Oberkiefer links.

tot oder hat ein Granulom. Bei kombinierten Rücken- und Prostatabeschwerden ist es hingegen der seitliche Schneidezahn (2er).

Rückenschmerzen nach Verblendung der oberen Frontzähne

Der Leidensweg von *Erna S.* aus einem eleganten Vorort Münchens
hatte vor Jahren begonnen; immer wieder wurde die 30jährige von
Schmerzen im Rücken geplagt. Massagen, Injektionen, Neuraltherapi-
en, Diäten sowie Fastenkuren und psychiatrische Behandlungen waren
ebenso vergeblich wie viele Arztbesuche. Die Schmerzen verstärkten
sich so sehr, daß sie ihr Kind und den Haushalt nicht mehr versorgen
konnte. Zuerst halfen die Nachbarn. Später wurde sie zum Gespött der
Nachbarn und Freunde, da alle glaubten, sie wolle sich vor der Arbeit
drücken.

 Als sie auf meinem Behandlungsstuhl saß, glaubte die inzwischen
33jährige, hübsche blonde Frau nicht mehr an eine Zukunft. Der Blick
in den Mund und die Befragung ergaben folgendes: Vor etwa sechs
Jahren hatte sie sich die oberen vier Frontzähne für Kronen abschleifen
lassen – sie wollte »schöne« Zähne haben. Danach begannen die
Rückenschmerzen. Die Zähne starben unter den Kronen ab. Alle vier
Zähne erhielten Wurzelfüllungen. Ein halbes Jahr später mußten Wur-
zelspitzenresektionen vorgenommen werden, d.h., alle Wurzelspitzen
wurden operativ entfernt. Für die Patientin war es eine furchtbare
Operation. Danach waren erstmals seit Jahren die Rückenschmerzen
verschwunden – um aber nach einigen Monaten allmählich zurückzu-
kehren.

Unter den Kronen abgestorben

 In diesem Stadium ihrer Zahngeschichte saß sie vor mir. Mein Meß-
gerät zeigte an, wie stark die Durchblutungsstörungen waren, die sich
auf Blase, Niere, Kreuzsteißbein, das hintere Knie und die Stirnhöhlen
auswirkten. Alle vier Zähne mußten heraus. Die Patientin weinte sehr
bei der Entfernung der schönen Porzellanzähne. Doch nun war der
Erfolg von Dauer; die Rückenschmerzen waren wie weggeblasen, sie
konnte ihre Hausarbeit verrichten und das Kind versorgen. Nicht nur
das: Ihr Wunsch nach mehr Kindern erfüllte sich bald darauf.

Diagnose durch das »Sekundenphänomen« nach Huneke

Erich B. litt – trotz seiner nur 45 Jahre – an geradezu unerträglichen
Schmerzen im Lendenwirbel- und Schulterwirbelbereich. Und dies seit
zehn Jahren. Er wurde mit Cortison behandelt, was die Schmerzen aber
nur kurzzeitig abklingen ließ. Nach zwei Wochen waren sie wieder da.

Er erhielt von mir eine Testspritze an den wurzelbehandelten Zähnen 11 und 21. Dies befreite ihn sogleich für einige Stunden von Schmerzen (»Sekundenphänomen«).

Sowohl für den Patienten als auch für den Zahnarzt ist eine solche Testspritze sehr wichtig; der Zahn ist so für einige Stunden vom übrigen Körper isoliert und kann das schmerzende Organ nicht mehr beeinflussen. Der Patient erlebt Schmerzfreiheit, und der Arzt hat so die Gewißheit, daß dieser Zahn die Ursache für die Krankheit ist.

Ein typischer Fall: Rückenschmerzen durch mittlere Schneidezähne und obere Weisheitszähne

Starke Schmerzen in Schultern, Hüftgelenken, Knien und rechtem Ellenbogen hatte *Ute B.*, 35. Als Notfall kam sie an einem Samstagabend um 20.30 Uhr zu mir. Seit zwei Jahren erhielt sie täglich 10 bis 20 mg Cortison oder Voltaren. Sie war bereits nach Hongkong und Thailand geflogen, um sich dort mit Akupunktur behandeln zu lassen; seitdem nahm sie »nur noch« 5 bis 10 mg Cortison täglich.

Am ersten Behandlungstag erhielt sie von mir erst einmal Laserbestrahlung und Heilinjektionen. Die Laserstrahlen richtete ich aufs Ohr – und zwar gegen die Schmerzen im Knie und in den Fingern sowie zur Herstellung ihrer inneren Ordnung und Ruhe. Am nächsten Tag waren die Schmerzen bereits so gedämpft, daß *Ute B.* das Cortison weglassen konnte. Am Tag darauf ließ sie beim Kieferchirurgen den linken oberen Weisheitszahn 28 entfernen. Er trug eine fast kirschkerngroße Zyste an der Wurzel. Zwei Tage später waren der mittlere Finger und die linke Hand schon abgeschwollen – eine Erleichterung nach zwei Jahren. Die linke Schulter und der rechte Ellenbogen schmerzten noch – aber nur bei Belastung und Kniebeugen. Es traten nun jedoch zusätzlich Rücken- und Leistenschmerzen auf. Täglich kam die Patientin in meine Praxis und erhielt Lasertherapie und Heilinjektionen an Ohr und Zähnen, die für die Schmerzen »zuständig« waren.

Trotz dieser zusätzlichen Schmerzquellen hatte die Patientin aber Zutrauen gefaßt und ließ alle Störherde im Mund beseitigen. Sie hatte nämlich an den mittleren oberen Schneidezähnen vor vier Jahren schöne Kronen erhalten; die Zähne waren aber inzwischen tot, ebenso Zahn 12, der seitliche Schneidezahn. Nun wurde eine Kunststoffprothese für die Zähne 11, 12 und 21 hergestellt, die sie zum Kieferchirurgen mitnahm. Der entfernte die Zähne samt dem umliegenden entzündeten

Vertrauen zum Zahnarzt

Knochengewebe. Die Prothese wurde gleich auf die Wunden gesetzt, so daß *Ute B.* anderen Menschen erst gar nicht ohne Zähne begegnete. Das übrige Gebiß war in Ordnung. Nun verschwanden auch die im nachhinein entstandenen Schmerzen; die Frau war wieder gesund.

Weisheitszähne und Wirbelsäule

Er hatte schon viele Krankenhausaufenthalte hinter sich: *Gerhard V.,* 46, Beamter der Stadt München. Von einem Arzt aus einem dänischen Krankenhaus war er an mich überwiesen worden. Der Patient habe vor acht Jahren einen Segel- und einen Skiunfall gehabt, zwei Wirbel seien seitdem nicht in Ordnung, hieß es. Alle Beschwerden, die der Mann hatte, führte er auf diese Unfälle zurück. Da waren Tag und Nacht Druckgefühle im Kopf mit Blitzen und Pfeifgeräuschen. Im linken Ohr hatte er ständig ein leises Pfeifen. Die Blitze und Geräusche aus dem Kopf versuchte er zu lindern, indem er zu Hause eine feste Kappe trug und den Kopf bandagierte. Außer vielen Medikamenten erhielt er eine Magnetfeldtherapie und lag täglich 2 x 13 Minuten auf einem schiefen Brett mit den Beinen nach oben. Dies sollte zur besseren Durchblutung des Kopfes beitragen.

Die Hauptlösung war eigentlich ganz einfach. Links und rechts im Oberkiefer hatte er verlagerte Weisheitszähne mit erbsengroßen Aufhellungen im Röntgenbild, zu deuten als Zysten oder Zahnsäckchen an den Weisheitszähnen. In den unteren beiden Weisheitszahngebieten bestanden Knochenentzündungen (Restostitiden). Der mittlere untere Zahn 31 war überkront und wurzelbehandelt. An diesem kleinen Zahn erhielt er eine Testspritze, und seine Wirbelsäulenschmerzen, die er auf den Unfall vor acht Jahren zurückgeführt hatte, waren weg. Nun hatte er **Beweis für** den Beweis, daß dieser Zahn die Schmerzen aufrechterhielt. Über- **die Schmerz-** glücklich stellte er das fest, obwohl er diesen mittleren Zahn nicht gern **quelle** opferte. Der Zahn 31, die Restostitiden der Zähne 38, 48 und vor allem die im Oberkiefer tief verlagerten Weisheitszähne wurden bald entfernt. Alle Beschwerden waren weg, überglücklich kam er zur Kontrolle; die Nachbehandlung wird fortgesetzt.

Entfernung einer Zyste im Unterkiefer – Operation der Wirbelsäule überflüssig

An einem Samstag um die Mittagszeit klingelte es. Ein stattlicher Herr stand in gebückter Haltung vor mir. *Günther J.,* 54, Bundeswehroffizier. Sein Hausarzt habe ihn geschickt, und er habe ein dringendes Anliegen. Schon in der nächsten Woche solle eine Wirbelsäulenoperation an ihm vorgenommen werden, damit er wieder gerade gehen könne. Er bat, sofort auf Zahnherde untersucht zu werden – die einzige Möglichkeit, ihn vor der Operation vielleicht doch noch zu retten.

Die Suche ergab einen Störherd am linken hinteren Unterkiefer. Der Patient erhielt – in diesem zahnlosen Gebiet – eine Spritze zum Austesten. Sofort reckte er sich und konnte gerade stehen. Weitere Untersuchungen förderten aber keine Beherdungen zutage. Zumindest wurde erst einmal die Operation an der Wirbelsäule abgewendet.

Nach drei Wochen kam *Günther J.* allerdings wieder – in sehr gebückter Haltung, wieder mit stechenden Rückenschmerzen. Wieder bekam er ins Zahngebiet 38 und 39 eine Injektion, und die Rückenschmerzen verschwanden sofort. *Günther J.* konnte gerade gehen. Auf dem Röntgenbild konnte ich jedoch an seinem Kiefer nichts erkennen; so schickte ich ihn zum Kieferchirurgen. Der entdeckte in einer großen Übersichtsaufnahme im Knochen außerhalb der Zahnreihe eine erbsengroße Zyste, die auch sogleich entfernt wurde. Zur Nachbehandlung erhielt der Patient einige Heilinjektionen und ist auch nach zehn Jahren schmerzfrei, mit gerader Haltung.

Einzelfall: abgerundete Wurzelspitzen

Noch schlimmer erging es *Anneliese S.*, 57, Sekretärin aus München. Auf zwei Krücken humpelte sie im Frühjahr 1985 in meine Praxis. Sie litt unter akuten Schmerzen in der Wirbelsäule, im linken Knie und in den Schultern. Ohne fremde Hilfe konnte sie sich nicht einmal mehr aus dem Bett erheben, und auch tagsüber war sie völlig auf fremde Hilfe angewiesen. Zwei Ärzte hatte sie vergeblich konsultiert. Ein Heilpraktiker und ein Arzt für Naturheilverfahren verwiesen die Frau schließlich an einen Zahnarzt. Zwei Zahnärzte fanden keine Erkrankungen an den Zähnen. Zuletzt kam die Patientin zu mir, nachdem der Heilpraktiker ihr meine Adresse gegeben hatte.

Die Sekretärin hatte ein sehr gepflegtes Gebiß, die Zähne waren kariesfrei und gut saniert. Nur eine kleine Amalgamfüllung war vorhanden. Der Röntgenbefund zeigte aber, daß alle zehn Oberkieferzähne fehlende Wurzelspitzen ohne Knochenveränderungen der Umgebung aufwiesen.

Trotz sehr gepflegten Gebisses ...

> Den Schwund der Wurzelspitzen sieht ein Zahnarzt im allgemeinen nicht als behandlungsbedürftig an, der Herdforscher sieht hier aber ein Herdgeschehen und damit eine ernst zu nehmende negative Beeinflussung des gesamten Organismus.

Probeweise spritzte ich dem Zahn 23 (der Zahn, der in Wechselbeziehung zum Knie steht) und den Zähnen 26 und 27 ein örtliches Betäubungsmittel, das auch die Wirksamkeit des Zahns auf den übrigen Körper zeitweise unterbricht. Damit verschwanden die Schmerzen am linken Knie schon nach zehn Minuten. Durch diesen Versuch ermutigt, willigte die Patientin ein, diese Zähne ziehen zu lassen. In der Folgezeit brauchte sie nur noch eine Krücke. Die Zahnlücke selbst wurde durch ein Metallstück verschlossen.

Lange Bedenkzeit

Nach zwei Monaten Bedenkzeit kam *Anneliese S.* wieder zu mir; sie war nun bereit, sich alle Oberkieferzähne ziehen zu lassen, wenn dadurch auch die Schmerzen im anderen Bein gelindert würden. Trotz Protest der Krankenkasse, die verständlicherweise nach dem Metallstück nun nicht die totale Prothese zahlen wollte, wurden die übrigen Oberkieferzähne gezogen. Diesmal dauerte es einen ganzen Monat, bis sich ein Resultat zeigte: Die Schmerzen verschwanden völlig. Die Patientin war wieder voll bewegungsfähig und fährt – nach eigenen Angaben – heute sogar wieder Ski.

Rückenschmerzen für 33 000 Mark

Ein 38jähriger Patient hatte im Februar eine Brücke für 33 000 Mark erhalten. Im darauffolgenden Juni waren die oberen Eckzähne (13, 23) abgestorben; man hatte sie in nur fünf Minuten beschliffen statt in den erforderlichen – damit die Zähne nicht zu heiß werden – 20 Minuten.

Der Patient hatte morgens solche Rückenschmerzen, daß er sich nicht allein aufrichten konnte und überhaupt ständig Hilfe brauchte. Morgens waren die Schmerzen fast unerträglich und klangen dann im Lauf des Tages ab. Ich bat ihn, morgens um 7 Uhr, wenn der Schmerz am stärksten war, bei mir in der Praxis zu erscheinen, und injizierte an den beherdeten Eckzähnen eine Testspritze – sofort war der Rückenschmerz verschwunden. Der Patient war fassungslos.

> Das Beschleifen der Zähne ist ein Vorgang, der die Zähne verwundet; nicht bei jedem Menschen verschließen sich diese »Wunden« schnell. Außerdem dürfen die Zähne nur sehr langsam und mit viel Kühlung beschliffen werden, da sie sonst absterben.

Der 38jährige erhielt nun eine Totalprothese im Oberkiefer. Er war glücklich, keine Rückenschmerzen mehr zu haben, und akzeptierte gerne die Prothese. Schließlich waren wegen seiner Rückenschmerzen und der Beeinträchtigung des Gehvermögens an ihm schon viele Blut- und andere Untersuchungen vorgenommen worden und verschiedenste traurige Diagnosen gestellt worden, die nun hinfällig waren.

Schmerzen in Schulter, Hüfte, Knie, Arm und Fingern

Bei den Schmerzen, um die es im folgenden geht, ist selten die Rede von »Rheuma«. Es sind Schmerzen in der Schulter, im Arm, in den Fingern, in der Hüfte oder im Knie. Die Schulterschmerzen gehen mit Verspannung einher. Bei den Schmerzen im Knie erwähnen die Patienten, daß es »zieht« und wieder weggeht. Manchmal haben sie gerade einen Wechsel durchlebt: einen Klimawechsel aufgrund einer Reise oder einen Berufswechsel. Oder der Schmerz tritt auf als unerwartete Reaktion auf Massagen und andere Änderungen der körperlichen Befindlichkeit.

Schulterverspannungen

> **!** Ein Zusammenhang mit Zähnen wird in diesen Fällen aber meist nicht gesehen!

Die Schmerzen – insbesondere Schulterverspannungen – können auch vom Absterben eines Zahns verursacht sein. Ein im Absterben begrif-

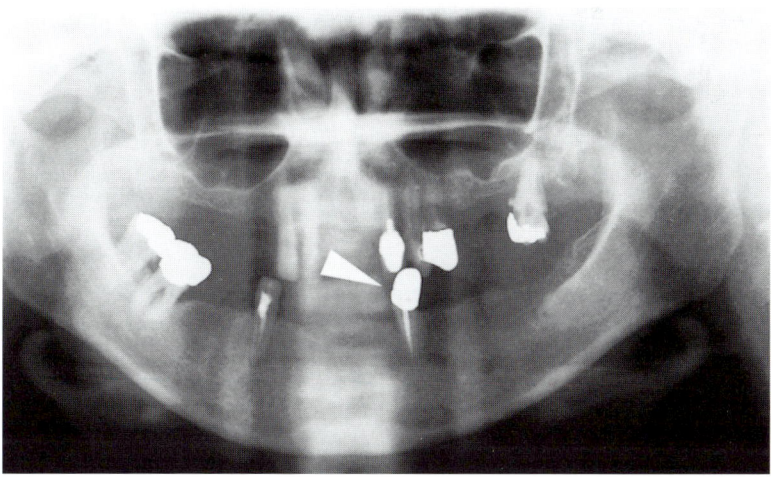

Abb. 14
Patientin mit linksseitigem Oberschenkelhalsbruch. Der linke untere Eckzahn 33 (Pfeil) ist wurzelgefüllt und tot. Solch einen Zahn läßt der Zahnarzt gern als »Kuchenzahn« stehen, um eine Brücke oder Teilprothese daran zu befestigen.

Kiefer-
gelenkverän-
derungen
fener Zahn ist oft gefährlicher als ein toter Zahn; wir sagen, er »streut«
schon. Eine andere Ursache sind Kiefergelenkveränderungen. Diese
bemerkt der Patient kaum. Dadurch können auch Schulter und Hüfte
zu schmerzen beginnen. Die Schulter-, Kiefer- und Hüftgelenke
gehören in gewisser Weise zusammen.

> In der Regel gilt, daß Störungen durch Herde auf der Körperseite
> auftreten, auf der sich der störende Zahn befindet. Bei Hüft- und
> Kniebeschwerden finden wir jedoch Ausnahmen: Oft entstehen
> Hüft- und Kniebeschwerden durch Zahnherde auf der gegenüber-
> liegenden Körperhälfte.

Manche Hüftgelenkoperation konnte unterbleiben, weil sich eine Zyste
im Weisheitszahngebiet als Verursacher fand. Auslöser können auch
untere 3er sein (33, 43).

Bei Kniebeschwerden sollte man bei den 3ern und 4ern suchen; doch
diese Beziehungen sind nicht so eindeutig.

Armschmerzen können mit den Backenzähnen, den oberen 6ern,
zusammenhängen (mit Ausnahme des »Tennisarms«, einer Störung,
deren Ursache im 4er zu suchen ist; siehe dazu das Kapitel ab Seite 72).
Bei Schmerzen sollten wir die 7er und 8er, vor allem die oberen Weisheitszähne, ins Kalkül ziehen. Auch treten Fingerschmerzen oft ge-
meinsam mit Darmproblemen auf.

> Eine Besonderheit sind die Daumen: Nach meiner Erfahrung ist
> die Ursache für Schmerzen im Daumen auf jeden Fall entweder im
> unteren 6er oder im Darm zu suchen. In chinesischen Akupunk-
> turkliniken erhalten wartende Patienten prophylaktisch Nadeln in
> die Daumenfalte. Damit soll der Darm »in eine bessere Ordnung«
> gebracht werden.

Das Wunder, die Krücken ablegen zu können

Seit eineinhalb Jahren saß *Elisabeth W.*, 37, Kontoristin, im Rollstuhl.
Manchmal ging sie auch an zwei Krücken. Die Diagnose des Orthopäden: beginnende Koxarthrose, rechts stärker als links. Dazu beginnende Hüftkopfnekrose rechts. Die Operation war schon geplant bei einem
bekannten Chirurgen in Garmisch-Partenkirchen, von dort stammten
auch die Befunde und Röntgenaufnahmen. Die Patientin verschob den
Termin aber auf einen späteren Zeitpunkt. Sie kam eigentlich nur zu
mir, um sich die Amalgamfüllungen entfernen zu lassen, die eventuell
stören könnten.

Die Röntgenbilder zeigten neben den sechs Amalgamfüllungen aber auch einen querliegenden unteren Weisheitszahn. Wegen meiner üblichen Vorgehensweise, zuerst die Herz- und Kreislaufgebiete im Kiefer zu sanieren, empfahl ich ihr, erst den Weisheitszahn und nach Verheilung der Wunde die Amalgamfüllungen entfernen zu lassen. Ihr Hüftleiden blieb erst einmal unerwähnt. Ich überwies sie zu einem Kieferchirurgen. Das Wunder geschah: Nach dem Eingriff erhob sich die Patientin vom Behandlungsstuhl – und vergaß, ihre Krücken im Behandlungszimmer mitzunehmen. Draußen staunten alle wartenden Patienten und ihr Lebensgefährte. Sie brauchte künftig weder Krücken noch Rollstuhl. Die geplante Operation in der Klinik wurde nicht mehr durchgeführt.

Die Krücken vergessen

Einen ähnlichen Fall erlebte ich mit der 56jährigen *Elisabeth F.*, Psychologin mit eigener Praxis. Auch sie kam mit Stöcken angehumpelt, konnte längst nicht mehr selbst Auto fahren und klagte über Schwierigkeiten in der rechten Hüfte. Die Röntgenaufnahme zeigte: Die Zähne 25 und 47 hatten je eine erbsengroße diffuse Aufhellung. Die Weisheitszähne im Unterkiefer fehlten ganz. Bei Zahn 47 setzte ich eine Testspritze; sofort waren die Hüftschmerzen verschwunden. Elisabeth konnte ohne Beschwerden zum wartenden Taxi gehen. Sie wurde von mir nun zu einem Kieferchirurgen überwiesen, der den Zahn 47 und später den Zahn 25 entfernte. Von mir erhielt sie anschließend noch Heilinjektionen. Sie kam nun ohne Gehhilfen und bald auch im eigenen Auto.

Mit dem Taxi kam die Lehrerin *Maja P.*, 42. Sie hinkte auf Krücken zu mir. Eigentlich kam sie nur zu einer Zahn-Routineuntersuchung. Schon das erste Gespräch ergab: Sie litt schrecklich an Ischias und hatte deswegen schon viele Ärzte aufgesucht, die ihr aber nicht helfen konnten. Die Untersuchung des Mundbereichs zeigte: In dem leeren Zahnfach des Zahns 46 steckten noch fünf Amalgamsplitter und Amalgamstaub. Wahrscheinlich war das Amalgam beim Legen oder Entfernen einer Amalgamfüllung in eine zu diesem Zeitpunkt noch nicht verheilte Zahnextraktionswunde eingedrungen. Ein Kieferchirurg entfernte die Amalgamreste, dazu auch die an den Wurzeln vereiterten Zähne 47 und 48. Ein »Wunder« geschah: Schon wenige Stunden nach dem Eingriff konnte die Patientin ohne Stöcke gehen. Sie erhielt bei mir noch Heilinjektionen sowie Laserbestrahlungen. Zu diesen Behandlungen erschien die Patientin bereits im eigenen Wagen; die Krücken brauchte sie nicht mehr.

Die 33jährige *Irene Z.* kam ebenfalls auf zwei Krücken; sie war seit einem Jahr arbeitsunfähig. Dabei war sie bei einem Kieferchirurgen in Behandlung gewesen. Er hatte ihr bei Zahn 36 und 37 am linken Unterkiefer die Wurzelspitzen wegoperiert und anschließend mit Amalgam

**Lähmungs-
symptome
an der Hüfte**

aufgefüllt. Durch diese Wurzelspitzenresektion war der gesamte Unterkiefer irritiert, und es traten danach Lähmungserscheinungen an der
linken Hüfte auf. Dazu kamen bald auch Gehbehinderungen. Röntgen-
untersuchungen der Hüfte ergaben keine Ursache. Die Ärzte meinten,
die Gehprobleme seien eher psychisch und nervlich bedingt. Ein guter
Kieferchirurg entfernte nun die toten Zähne 36 und 37 – und reinigte
auf meine Bitte hin gleich die leeren Gebiete 38 und 39. Wenige
Wochen später setzte die Heilung ein; parallel zu Heilinjektionen und
Laserbestrahlung ließen die Lähmungen nach; die 33jährige konnte auf
eine Krücke verzichten, später auch auf die zweite. Heute arbeitet sie
wieder in ihrem Beruf.

Das Sekundärdentin

Sie hatte dieselben Probleme wie viele meiner Patienten: Die 45jährige
Sekretärin *Georgia D.* kam mit Gelenkschmerzen wie Hüftschmerzen
an der linken Seite. Auch hier war der linke untere Backenzahn 38 – der
Weisheitszahn – der Auslöser, der aufgrund von Platzmangel auf Nerv
und Kieferknochen drückte. Das linke Kniegelenk schmerzte. Dazu
passend war der linke obere Eckzahn kariös, aber noch nicht tot.

**Calcium-
hydroxyd**

Das tiefe Loch im Zahn wurde sehr vorsichtig erst mit Calcium-
hydroxyd vorübergehend versorgt und erhielt Heilinjektionen, um die
Durchblutung anzuregen. Zweimal wurde die provisorische Füllung
ausgewechselt, dann erst hatte sich eine harte Schicht, das Sekundärdentin, gebildet. Dieses ist so hart, daß es sich anhört wie Glas, wenn
man darauf kratzt. Das Sekundärdentin schützt ganz besonders das Innere des Zahns. Wenn eine zahnverträgliche Füllung auf dieses Sekundärdentin gesetzt wird, ist der Zahn gerettet. Mit Heilinjektionen und
der Entfernung kleinerer Restostitiden konnte *Georgia D.* nach einem
halben Jahr als gesund bezeichnet werden.

Folgen eines Fahrradunfalls

Helmut H., ein 42jähriger Lehrer, hatte einen Fahrradunfall und lag
nach erfolgter Hüftoperation im Krankenhaus. Man rief mich an, weil

**Verzögerte
Wundheilung**

seine Operationswunde nicht heilen wollte. Ich wußte, daß der Patient
einen beherdeten Zahn 24, also links oben, hatte. Samt Instrumenten
und Assistenten erschien ich an seinem Krankenbett und entfernte den
Zahn 24. Der behandelnde Chirurg war höchst erstaunt, als daraufhin
die Operationswunde plötzlich so schnell heilte.

Anhaltende Gelenkschmerzen

Hermann H., 60, ehemaliger Offizier aus dem Großraum München, schrieb mir nach seiner Heilung: »Der menschliche Körper ist schon ein Wunder. Ein Laie kann es sich kaum vorstellen, daß Schmerzen in den Gliedern mit den Zähnen zusammenhängen können.« Etwa eineinhalb Jahre ließ sich *Hermann H.* mit Fangopackungen und Massagen behandeln, doch sein dick angeschwollenes linkes Knie und die Schmerzen in der linken Schulter wollten nicht vergehen. Er selber führte die Knieschmerzen auf eine frühere Knieverletzung zurück. Den rechten Arm konnte er schon lange nicht mehr heben.

Eine gründliche Untersuchung der Zähne ergab: Zahn 23 war beherdet. Diesen schönen Zahn – vorn sichtbar – läßt sich kein Patient gerne ziehen. So gab ich an die Zahnwurzel ins Zahnfleisch eine Testspritze, und nach zehn Minuten waren die Knieschmerzen weg. Nach diesem fühlbaren Ergebnis ließ sich der Patient diesen und noch zwei andere tote Zähne an der rechten Seite (44 und 47) ziehen und die Knochenentzündungen bei Zahn 48 und 14 entfernen. Das Knie war nach drei Tagen abgeschwollen, die Schmerzen in der linken Schulter verschwanden, und nach der Extraktion von 44 und 47 an der rechten Seite konnte er innerhalb von zwei Monaten den rechten Arm wieder heben.

Krank trotz Kur

Jedes Jahr fuhr er zur Kur: Hotelbesitzer *Josef F.* hoffte, daß durch die Bäder sein rechter Arm besser würde; schließlich konnte er den Arm nicht mehr heben. Als er zu mir kam, sah ich gleich: Von zehn wurzelbehandelten Zähnen waren fünf beherdet (u.a. 14 und 15). Um einen Zusammenhang von Zähnen und Arm zu dokumentieren, spritzte ich dem Patienten mit normalem zahnärztlichem Injektionsmaterial an die Wurzeln. Ergebnis: Für einige Tage konnte *Josef F.* den Arm einwandfrei heben. Er willigte ein, die beherdeten Zähne ziehen zu lassen. Und es war für ihn ein Rätsel, warum sein Zahnarzt ihn mit so kranken Zähnen hatte herumlaufen lassen und auch noch sündhaft teure Kronen aufgesetzt hatte!

Überzeugende Demonstration

Schmerzen in Arm und Rücken

Unter heftigen Schmerzen am linken Arm und im Rücken litt *Dr. H.S.* aus Los Angeles. Er war Chemiker und hielt an der Münchner Universität einen Vortrag. Sein Zahnbefund: Weisheitszahn 18 wurzelgefüllt, bei 17 ein tiefes Loch, und etliche andere Zähne waren auch sanierungsbedürftig. Der Patient erhielt eine Heilinjektion am wurzelgefüllten Zahn 27 links oben – und die Ellbogenschmerzen gingen etwas zurück. Dieser Zahn wurde bei einem Kieferchirurgen gezogen, doch andere tote Zähne wollte sich der Patient nicht entfernen lassen. Ich sagte ihm in aller Deutlichkeit, daß die Zähne 18 und 17 rechts oben entfernt werden müßten. Doch der Patient mochte es nicht glauben.

Er wurde dann in San Francisco an der Wirbelsäule operiert, und ein Gelenk wurde in den Wirbel eingeschraubt. Die zweite Operation fand in Basel statt. Dort wurden drei Gelenke und ein Metallstab eingesetzt. Inzwischen trug *Dr. S.* ein Korsett. Trotzdem blieben die Schmerzen im Rücken. Nur die Ellenbogenschmerzen hatten weiter nachgelassen – drei Wochen nachdem sich der Kranke dann doch entschlossen hatte, noch einen wurzelgefüllten Zahn ziehen zu lassen. Da der Mann nur noch mit schmerzbetäubenden Mitteln leben konnte, erinnerte er sich meines Rats und wollte nun den Mundraum komplett saniert haben – in einer Klinik im Schwarzwald. Der Arzt meinte aber, man könne die Zähne nicht alle ziehen; der Kiefer würde brechen.

Nach Entfernung der wurzelbehandelten Zähne 15 und 16 wurden die Rückenschmerzen leichter. *Dr. S.* rief mich vom Schwarzwald aus an, um mir die freudige Nachricht mitzuteilen. Um an diesem wurzelbehandelten toten Zahn 17 eine Krone für eine Brücke herstellen zu können, gab der Zahnarzt eine Spritze. Diese Injektion wirkte wie das *Huneke*-Sekundenphänomen. Sofort waren die Rückenschmerzen weg. Ein Beweis dafür, daß dieser Zahn ein Herd war und sofort ent-

Den Zusammenhang begreifen

fernt werden mußte. Endlich begriff der Patient die Zusammenhänge zwischen seinen Rückenschmerzen und den Zähnen und sagte, er hätte sich wohl die ganze Wirbelsäulenoperation ersparen können, wenn er gleich auf meinen Rat gehört hätte. Noch einmal sagte ich ihm, daß die wurzelbehandelten toten Zähne 17 und 18 entfernt werden müßten. Einige Monate später starb der Patient leider in der Klinik im Schwarzwald.

Mutig

Der heitere 47jährige Geschäftsmann *Heinz B.* hatte starke Schmerzen im linken Arm. Untersuchungen beim Internisten blieben ohne Ergebnisse. Der Patient ordnete diese Beschwerden in die Kategorien männliche Wechseljahre oder Alterserscheinungen ein, da sie so plötzlich aufgetreten waren. Der Röntgenbefund zeigte den für den linken Ellenbogen »zuständigen« Zahn 24 im linken Oberkiefer neben dem Eckzahn mit einer relativ großen Zyste an der Wurzelspitze.

Die zwei störenden Weisheitszähne 38 und 48 wurden mit dem Zahn 24 gleich zusammen entfernt. Sofort war der Patient von seinen Beschwerden befreit und sehr beeindruckt. Er hatte noch drei mittlere wurzelgefüllte Zähne (11, 12, 21) im Oberkiefer, die aber nicht beherdet waren. Ebenso war der Zahn 35, der untere kleine Backenzahn auf der linken Seite, mit einer Wurzelfüllung und einer Wurzelspitzenresektion versorgt worden, die beim Berühren schmerzte. Er bat mich, diesen Zahn und auch die oberen vier Frontzähne, von denen nur drei wurzelgefüllt waren, zu entfernen. Er erhielt eine Sofortprothese für die obere Front, die gleich nach der Extraktion eingesetzt wurde. Seitdem fühlte sich der Patient außerordentlich gesund und brauchte keinen Arzt mehr aufzusuchen.

Sofort-prothesen

Zwölf überkronte Zähne

Seit zehn Jahren litt die sensible *Alexandra S.*, 52, an Migräne, Rückenschmerzen, Schmerzen an geschwollenen Knöcheln sowie zeitweilig Gelenkschmerzen an Knie und Ellbogen.

> Die Patientin hatte sich vor Jahren zwölf Zähne überkronen lassen, seitdem waren mit der Zeit Migräne und Gelenkschmerzen aufgetreten.

Einige Zähne der Patientin waren tot, da sie beim Beschleifen für die Kronen zu heiß geworden waren. Die beiden oberen langen Eckzähne waren betroffen. Üblicherweise macht der Zahnarzt in einem solchen Fall eine Wurzelfüllung und operiert die beherdete Wurzelspitze weg. Diese sogenannte Wurzelspitzenresektion wollte die Patientin aber nicht. So entfernte ich die zwei Zähne mit der Entzündung an der Wurzelspitze, und sofort verschwanden die Schmerzen und die Migräne. Die lange geplagte Patientin war überglücklich. Obwohl noch einige Kiefergebiete beherdet waren, fühlte sie sich wesentlich wohler. Diese Entzündungen konnten ohne Entfernung der Zähne mit Heilinjektionen ausreichend behandelt werden.

Fingerunbeweglichkeit durch Weisheitszähne

Brigitte kam aus Schweden. Ihre Beschwerden: zeitweise Unbeweglichkeit des Daumens und des Zeigefingers an der linken Hand, dazu Kie-

Chronische
Sinusitis

ferschmerzen, chronische Sinusitis (Kieferhöhlenentzündung) und Haarausfall. Aus der mitgebrachten Röntgenaufnahme war sofort ersichtlich, daß die Weisheitszähne 18 und 28 entfernt werden mußten. Zahn 15, der mit der Brust korrespondiert, mußte ebenfalls heraus. Die Operation wurde am selben Tag durchgeführt.

Tags darauf kam Brigitte zur Nachbehandlung mit Heilinjektionen, wobei sie erfreut berichtete: Die Kieferschmerzen waren verschwunden, Daumen und Zeigefinger ließen sich schon ein bißchen bewegen; doch es lief kurze Zeit aus der Nase eitriger Schleim. Nach einem Jahr waren die Finger völlig beweglich, die Sinusitis war geheilt, ebenso hatte sie keine Kieferschmerzen mehr.

Das Raucherbein mußte nicht amputiert werden

Dr. T. in München hatte schon viele Patienten behandelt, die andere Ärzte aufgegeben hatten. Meist standen sie vor einer schweren Operation – und er fand noch einen Ausweg. Doch bei *Johann R.*, 45, wußte auch er nicht weiter; *Dr. T.* schickte ihn zu mir. Auf dem Überweisungsschein stand: »Verdacht auf Fokaltoxikose«, eine Vergiftung durch einen Herd. Der Patient klagte ausschließlich über einen kalten linken Fuß. Der Röntgenbefund zeigte, daß die Zähne 26 und 27 links oben beherdet waren, Taschen hatten und außerdem fortschreitenden Knochenabbau aufwiesen.

Kalter linker
Fuß

Ich verabreichte *Johann R.* an Zahn 27 eine Testspritze, und sofort bemerkte der Patient einen Stich im linken großen Zeh. Dies war für mich die Bestätigung: Die Zähne korrespondierten mit dem Kältegefühl im linken Fuß. Daraufhin zog ich die beiden Zähne innerhalb von nur fünf Minuten. Aber ich brauchte 30 Minuten, um alles kranke Gewebe aus den Wunden zu entfernen, so viel wildes Fleisch wucherte um die Zähne. Bei Zahn 27 waren es fünf Teile, bei Zahn 26 exakt zehn erbsengroße Granulationsgewebestücke. Diese bilden sich, wenn der Körper einen Zahn abstößt. Auch Zahn 16 auf der anderen Seite war beherdet und wurde gezogen, die Zahnkammer (Alveole) mußte sorgfältig ausgefräst werden.

Nach einem Tag Pause erhielt *Johann R.* Heilinjektionen an den Wunden. Und diese wiederholte ich auch an den nächsten drei Tagen. Der Patient genoß die Heilspritzen richtiggehend, da er jedesmal eine Belebung des linken Fußes spürte. Nach einem Vierteljahr wiederholten wir die Injektionskur, was zur besseren Durchblutung beitrug. Der linke Fuß war nicht mehr kalt. Bei dieser erprobten Injektionsmethode müssten nach genau einem Jahr die vier Heilinjektionen wiederholt werden. Die Richtigkeit der Methode bestätigte sich, denn der Patient kam genau nach einem Jahr wieder und klagte erneut.

Ich wollte über seinen interessanten Fall in einem Vortrag berichten. Da gestand er mir etwas, was ich bisher nicht wußte: Er sei ja nicht wegen der Kälte im Fuß allein gekommen, sondern wegen des Raucherbeins links – die Kälte sei nur eine sekundäre Erscheinung. Das Bein sollte vor einem Jahr amputiert werden. Die Operation konnte aber nach der Zahnbehandlung erst verschoben, später ganz aufgegeben werden.

Hauptproblem verschwiegen

Dem Tennisarm den Zahn ziehen

Einseitige Überbelastungen des Arms können zu schmerzhaften Muskelveränderungen führen, dazu gehört u.a. der »Tennisarm«. Auch gibt es Schmerzen im Ellenbogengelenk, die mit Tennisspielen weniger zu tun haben: Diese Schmerzen – wir wollen auch hier vom »Tennisarm« sprechen – können ihre Ursache in den Zähnen haben.

Möglicher Grund für einen Tennisarm ist eine Beherdung der oberen 4er, dieser zweiwurzeligen Zähne 14 oder 24. Ursache kann aber auch der danebenstehende kleine einwurzelige Backenzahn 15 oder 25 sein, der nach meiner Erfahrung auch für Kniebeschwerden an der gleichen Körperseite verantwortlich sein kann.

Eine Testspritze – nach *Huneke* – zeigt dies sogleich. Verschwindet der Schmerz im Ellenbogen, deutet das einwandfrei auf die Beherdung des Zahns als Ursache. Die Beschwerden treten auf derselben Körperseite auf, an der auch die Zahnbeherdung liegt.

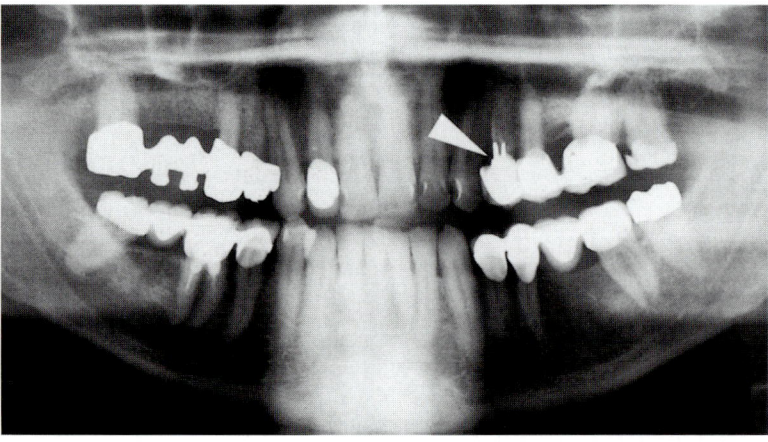

Abb. 15
Patient mit linksseitigem »Tennisarm« (Schmerzen im Ellenbogengelenk). Zahn 24 (Pfeil) ist wurzelgefüllt und beherdet. Eine Testinjektion nach Huneke brachte kurzfristige Schmerzlinderung (»Sekundenphänomen«). Nach Extraktion von Zahn 24 verschwanden die »Tennisarm«-Schmerzen vollständig.

! Noch eine Bemerkung zum oberen 4er. Dieser »energiereiche« Zahn hat zwei sehr dünne Wurzeln, von denen die hintere etwas kürzer ist. Dies ist der Grund, warum man selbst im Röntgenbild oft nicht sieht, daß der 4er beherdet ist. Ein Granulom an der hinteren Wurzel ist röntgenologisch schwer zu entdecken. Auch eine gute Wurzelfüllung gelingt am oberen 4er selten.

Tennisarm durch Zahn 14: drei typische Fälle

Obwohl der Lehrer *Gerhard H.* nie einen Tennisschläger in der Hand hatte, plagten ihn Schmerzen am rechten Ellenbogen – typisch für einen Tennisarm. *Gerhard H.* erhielt am toten Zahn 14 eine Heilinjektion, und nach 20 Minuten waren die Schmerzen weg, klares Indiz für den Zahn als Ursache. *Gerhard H.* ließ ihn ziehen, und die Schmerzen im Ellenbogen verschwanden ebenso plötzlich, wie sie gekommen waren.

Tennisarm ohne Tennis

Günther H. aus Augsburg hatte nur ein Hobby: Tennisspielen. Weil er so extensiv spielte, litt er bald unter einem Tennisarm. Die Ellenbogenschmerzen führten dazu, daß er gar nicht mehr spielte und aus seinem geliebten Tennisclub austrat. Die Untersuchung seiner Zähne zeigte, daß Zahn 14 krank war. Test: eine Heilinjektion, die nach rund 20 Minuten die Schmerzen zum Stillstand brachte. Daraufhin wurde der Zahn gezogen. Seit über zwei Jahren ist *Günther H.* wieder wie früher: ein begeisterter und aktiver Tennisspieler.

Ilse D. war Sekretärin in einem großen Verband und litt schrecklich an Rheuma. Der rechte Arm war schmerzhaft und recht unbeweglich, ebenso der rechte Ellenbogen und die Finger der rechten Hand. Sie führte diese Beschwerden auf die viele Arbeit an der Schreibmaschine zurück. Die sonst so vitale Dame hatte bei Zahn 14 und 15 (rechts oben) unvollständige Wurzelfüllungen. Am Weisheitszahngebiet 48 (rechts unten) lag noch ein erbsengroßer längerer Wurzelrest – dieser Zahn korrespondiert mit den Gelenken. Die Herde wurden entfernt; anschließend war *Ilse D.* völlig beschwerdefrei.

Ein Sportlehrer

Hans P., 34, liebte seinen Beruf als Sportlehrer an einem Gymnasium. Der große, sympathische Mann litt aber seit zweieinhalb Jahren an Schmerzen im rechten Arm – nur mit Mühe konnte er ihn heben. Von Ärzten wurde dieser »Tennisarm« mit Cortison behandelt, was immer nur vorübergehend Linderung brachte. Zeitweise war der Arm so kraftlos, daß der Mann noch nicht einmal eine Tasse heben konnte. Zudem schmerzte die Achillessehne; der Schmerz zog durch die Ferse bis zur Wade hoch. Die Ferse war geschwollen. Der Patient lebte mit den Beschwerden und glaubte, sie seien bei seinem Beruf als Sportlehrer normal. Acht verschiedene Ärzte hatte er bisher aufgesucht – keiner konnte helfen. Wochenweise mußte er gar krankgeschrieben werden. Zeitweilig überlegte er, den Beruf zu wechseln.

An die Zähne nie gedacht

An die Zähne als Ursache der Beschwerden hatte er nie gedacht. Die Zähne 14 und 15 sind diejenigen, die für Armbeschwerden der rechten Seite »zuständig« sind; deshalb setzte ich *Hans P.* eine einprozentige Procainspritze dorthin. Daraufhin waren die Schmerzen für einige Stunden verschwunden, und der Arm ließ sich schmerzfrei belasten. Überzeugt ließ sich der Sportlehrer den toten wurzelbehandelten Zahn 15 ziehen. Außerdem wurden die Weisheitszähne entfernt. Folge: Die Achillessehnenschmerzen verschwanden fast ganz. Ich gab *Hans P.* noch eine Heilbehandlung mit Procain- und Xyloneuralinjektionen. Inzwischen kann *Hans P.* seinen Beruf wieder ohne Beeinträchtigung ausüben.

Eine Hausfrau

Seit etwa zehn Jahren hatte die 45jährige, dunkelhaarige Hausfrau *Helen B.* den berühmten Tennisarm. Sie hatte Schmerzen am rechten Ellbogengelenk, ohne Tennis zu spielen. So lange mußte sie diese Schmerzen auch haben, denn die Zyste am rechten oberen kleinen Backenzahn 15 war schon sehr groß geworden. Diese Zyste schickte nicht nur ihre eitrige Flüssigkeit in den Körper, sondern war energetisch mit dem rechten Ellbogen verbunden. Eine Injektion an diesem Zahn ließ die Ellbogenschmerzen sofort verschwinden.

! Bei zu vielen Herden und zu vielen Einzelerkrankungen, vor allem chronischen Erkrankungen, ist dieser *Huneke*-Test oder besser »Impletoltest« übrigens nicht immer so rasch wirksam.

Auf der linken Seite hatte die Patientin auch einen Tennisarm, diesen seit einem Jahr. Zudem litt sie unter Schmerzen an den Knien. Sie hatte schon örtliche Massagen und Fußreflexzonenmassagen erhalten. Bei dieser Behandlung stellte die Masseurin fest, daß ihre Zähne nicht in Ordnung seien. Zahn 25 war schon entfernt worden, hatte jedoch eine erbsengroße Knochenentzündung hinterlassen; Zahn 24 – für den Ellbogen »zuständig« – war tot und zeigte eine erkrankte Wurzelspitze.

Keine Kraft für einen Weisheitszahn

Der 40jährige Tennisspieler *Gerd H.* hatte einen sogenannten Tennis-arm mit Schmerzen im rechten Ellbogengelenk. Man glaubte, daß diese Schmerzen von Überanstrengungen durchs Tennisspielen herrührten.

Interessant: Der Patient besaß nie Weisheitszähne. Dies ist ein Zei-chen dafür, daß der Körper keine Kraft hatte, einen Weisheitszahn zu entwickeln. Aus Erfahrung weiß ich, daß dann eine mangelnde Funktion der Nieren vorliegt. Diese Schwäche und Energielosigkeit der Nieren kann einige Folgen haben, z.B. eine Nierensenkung.

Obwohl also kein Weisheitszahn vorhanden war, konnte man auf dem Röntgenbild an der Stelle des Weisheitszahns 18 eine erbsengroße Auf-hellung, also eine Anlage für eine Weisheitszahnbildung, erkennen. In Beziehung zu seinem Tennisarm hatte der Patient bei Zahn 14 eine auf dem Röntgenbild sichtbare Wurzelhautentzündung. Ein erkrankter oberer 4er (Zahn 14 und 24 im Oberkiefer) hat eine Beziehung zum Ellbogen. Zahn 18, der ebenfalls eine Beziehung zum Ellbogen pflegt, hatte ja mit der Aufhellung im Röntgenbild einen sichtbaren Herd.

Zahnanlage erkennbar

Ich machte bei Zahn 14 probehalber einen Test mittels einer Injekti-on. Der Patient war nach etwa zehn Minuten schmerzfrei. Es wurde da-her Zahn 14 gezogen und bei Zahn 18 die sichtbare Knochenentzün-dung entfernt. Der Patient bekam mehrmals Heilinjektionen bei 19, 18, 14, 24, 28, 29, 38, 39, 36, 46, 48, 49. Wegen prothetischer Behandlun-gen kam der Patient noch jahrelang in meine Praxis. Die Tennisarm-schmerzen traten nach einem Jahr noch mal für eine Woche auf – als sich der Patient einer Abmagerungskur unterzog. Als er aber die vorge-schriebenen fünf Joghurts täglich wegließ, verschwanden auch die Ell-bogenschmerzen und sind trotz regelmäßigen Tennisspielens nicht mehr aufgetreten.

Linksseitige Erkrankungen

Schmerzen in Schultern, Armen, Fingern hatte der 35jährige *Kurt M.* seit einem Jahr. Er klagte darüber, daß besonders die Fingerschmerzen am Morgen kaum auszuhalten seien. Der kräftige Mann hatte – das zeigte der Röntgenbefund – viele tote Zähne im Mund. Gleich in der er-sten Sitzung zog ich die Zähne 35 und 37, später wurden die Restostiti-den (Knochenentzündungen) bei 36 und 38 behandelt. Zur Besserung der Durchblutung verabreichte ich Procainspritzen. Auch an Zahn 24 wurde gespritzt, was aber die Schmerzen am linken Ellbogen noch verstärkte.

Ich schickte den Patienten in eine Zahnklinik; dort wurde ein erbsengroßes Granulom mit Zahn 24 (jenem Zahn mit den langen schmalen Wurzeln) entfernt. Das Granulom war auf meinem Röntgenbild nicht zu sehen gewesen, aber durch den niedrigen Wert der Stelle im *Voll-Test* schon zu vermuten. Zahn 23 wurde auch entfernt; an ihm hing eine Zyste. Schulter- und Ellbogenschmerzen verschwanden damit komplett.

Mir ist in meiner langjährigen Praxis aufgefallen, daß sich viele erkrankte Zähne auf der linken Körperseite befanden. Und ebenso waren viele Menschen bei mir, die Beschwerden in der linken Körperhälfte hatten.

Mit einer Unzahl von Herden leben

Auch das gibt es: Menschen, die eine Unzahl von Herden im Mund haben – tote, beherdete, wurzelgefüllte, eitrige Zähne –, aber nicht an schwerwiegenden Erkrankungen leiden. Oft sind es Menschen, die ein ruhiges, gleichmäßiges Leben führen. Kleinere chronische Leiden wie Herzschmerzen oder ein Ziehen im Knie werden hingenommen, ja, sie gehören für solche Menschen mit zu ihrem Leben.

Oft nur kleinere Beschwerden

> Ich begegnete Patienten, die von einer unsachgemäßen Zahnbehandlung Nervennadeln im Kiefer zurückbehalten hatten und trotzdem keine Schmerzen verspürten oder den Schmerz mit stoischer Ruhe ertrugen.

Solche Leute erscheinen in meiner Praxis zu Routineuntersuchungen und haben kein Bedürfnis, sich beherdete Zähne ziehen zu lassen.

Sie hatte sich an ihre Krankheit gewöhnt

Die 55jährige *Irmgard M.* litt seit zehn Jahren an Herz- und Blasenbeschwerden; das rechte Knie und ihre Schultern schmerzten. Die Patientin wies so viele Herde auf, daß ich mich wunderte, warum noch nichts behandelt worden war. Die *Adler*schen Druckpunkte reagierten alle positiv. Beide Unterkiefer waren geschwollen. Die Halswirbel und die Gesichtsdruckpunkte waren schmerzhaft. Die *Gleditsch*-Punkte in der Mundhöhle reagierten. Vor allem an der oberen Front bei den toten Zähnen 13, 11, 21 waren die Wurzeln schmerzhaft tastbar. Im Oberkiefer waren auch diese genannten Zähne wurzelgefüllt, und Zahn 13 (der für ihre Knieschmerzen »zuständig« war) hatte eine linsengroße »diffuse Aufhellung«, also eine Knochenentzündung an der Wurzelspitze; ebenso war es Zahn 11 ergangen. An den oberen Frontzähnen läßt niemand gerne etwas verändern; es trifft seelisch sehr tief, wenn diese Front entfernt wird.

Im Unterkiefer war Zahn 32, der mit Niere und Blase korreliert, tot. Den Schulter- und Herzbeschwerden entsprechend hatte die Patientin bei den Zähnen 38 und 48, den unteren leeren Weisheitszahngebieten, je eine relativ große Knochenentzündung, und Zahn 37 war beherdet.

Letzteres und die Restostitis hätten eigentlich gleich entfernt werden sollen. Die Patientin erbat sich aber Zeit zum Überdenken und suchte zahnärztliche Prominenz auf. Sie hoffte dort zu hören, daß nichts operiert oder entfernt werden müßte. Die Kollegen, die sie aufsuchte, waren aber unterschiedlicher Meinung. Deshalb ließ sie keine Operation oder Änderung ihrer Mundverhältnisse zu. Sie behielt ihre Schmerzen. Sie hatte sich inzwischen an ihre Krankheiten auch gewöhnt und mochte nicht operiert werden.

Unterschiedliche ärztliche Ansichen

Schmerzen nach Operationsspritzen

Dem 58jährigen *Bruno M.* mußten vor zwei Jahren im rechten Oberkiefer die Zähne 14 und 16 gezogen werden. Er meinte, es sei eine große Operation gewesen, denn seitdem schmerzten ihn die rechte Schulter und das rechte Knie, und Herzprobleme waren auch aufgetreten. Diese Symptome verwunderten mich nicht sehr, da durch die Spritzen bei der Operation viele Herde in seinem Kiefer aktiviert worden waren. An der rechten Seite des Oberkiefers saß ein retinierter Zahn, der tief im Knochen liegende Zahn 18. Bei Zahn 14 befand sich ein schlecht verheiltes Zahnfach. Im Unterkiefer hatte man den Weisheitszahn rechts sogar wurzelgefüllt. Dieser Weisheitszahn 48 hatte auch eine Wurzelhautentzündung und mußte mit dem oberen Weisheitszahn 18 entfernt werden.

Herdaktivierung durch Spritzen

An den linken Kieferhälften lagen der obere Weisheitszahn 28 und der untere 38 tief im Kieferknochen, also voll retiniert. Links waren die Zähne 23 und 24 noch dazu mit unvollständigen Wurzelfüllungen versehen. Im Unterkiefer hatte Zahn 34 ein erbsengroßes Granulom an der Wurzelspitze, und hinter dem retinierten Weisheitszahn 38 lag eine relativ große Zyste. So viele Herde auf einmal hatte ich selten gesehen. Es wunderte mich, daß der Patient nicht schon früher erkrankt war und kaum litt.

Der sehr ausgeglichene Patient war Tischlermeister und arbeitete demzufolge jeden Tag mit Holz, das eine sehr beruhigende Wirkung haben kann. Dieser fleißige Mensch war außer einer kurzen Zeit während des Kriegs nicht aus seiner gewohnten Umgebung herausgekommen. So hatte er nur wenige Klima- und Ortswechsel miterlebt, die Herde aktivieren können. Für mich blieb dieser Fall ein Rätsel.

Wie Magen und Darm von Zähnen abhängen

Bei Magen- und Darmbeschwerden können beherdete Zähne durchaus Ursache des Leidens sein. Der obere 6er, ein Zahn mit drei Wurzeln, hängt mit dem Magen zusammen. Der 6er – oben oder unten – unterhält zudem eine besondere Beziehung zum Dickdarm.

Störungen ließen sich manchmal dadurch beheben, daß ein toter unterer 6er (Zahn 36 oder 46) entfernt wurde. Diese Zähne sind übrigens die ersten bleibenden beim Menschen; mit etwa sechs Jahren brechen sie durch – und es sind in der Regel auch die ersten des bleibenden Gebisses, die kariös werden.

Darmbeschwerden, Migräne und ein geschwollener Daumen

Die engagierte 50jährige Gymnasiallehrerin *Sigrid B.* hatte schon seit 20 bis 30 Jahren Darmbeschwerden, Migräne, Halswirbelsäulen- und Lendenwirbelsäulenbeschwerden. Außerdem plagten sie Schmerzen im rechten Daumen: Er war geschwollen und fast unbeweglich. Die Frau war der Ansicht, daß sie damit leben müsse, es gehöre zu ihr. Bei

Jahrzehntelange Beschwerden

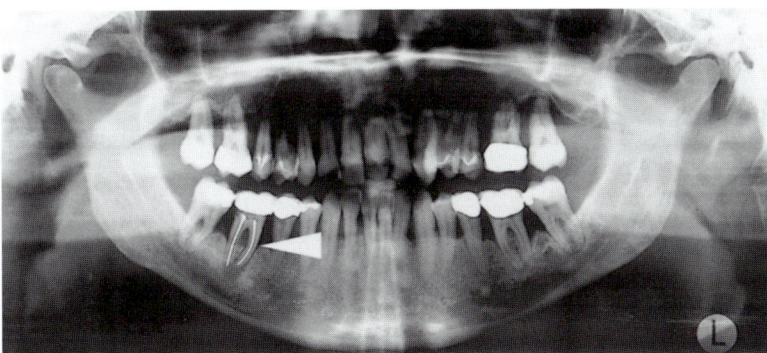

Abb. 16
Patientin mit Darm- und Sehproblemen: 1. Beschwerden mit Magen, Leber, Darm und Herz. 2. Auffallend vergrößerte rechte Iris; rechtsseitige Kopfschmerzen. 3. »Blackouts«, »Schwarz vor den Augen«, Schwindelgefühle. Der wurzelgefüllte Zahn 46 (Pfeil) trägt ein erbsengroßes Granulom an der Wurzelspitze. Zur Bildung eines solchen Granuloms sind etwa fünf Jahre nötig. Der Zahnarzt behandelte während dieser Zeit nur das entzündete Zahnfleisch. Nach einer Gesamtsanierung (einschließlich der Herde bei 27 und 14) ist die Frau wieder gesund.

Streß, Ärger, Wetterwechsel traten alle Beschwerden verstärkt auf. Vor allem aber auf Reisen hatte sie stärkste Schmerzen.

Der zahnärztliche Befund: chronische Knochenentzündungen an drei Weisheitszahngebieten und ein toter Zahn 46. Die Weisheitszähne waren vor 20 bis 30 Jahren entfernt worden. Der unvollständig wurzelgefüllte tote Zahn 46, der auch beherdet war, wurde dann gezogen. Der »Dickdarmzahn« 46 war auch Ursache für die Beschwerden im Daumen.

Durchfall und andere Beschwerden

Seit vielen Jahren hatte *Margarete F.* Darmbeschwerden, litt unter Durchfall. Hinzu kamen Stoffwechselstörungen und Kreislaufbeschwerden. Ihr rechter Fuß war teilweise taub, der Blutdruck viel zu niedrig. Außerdem plagten sie Rückenschmerzen. Ihm Zahngebiet 48 stellte ich einen stecknadelgroßen Wurzelrest fest, Zahn 24 war wurzelgefüllt mit erweitertem Periodontalspalt, bei Zahn 37 entdeckte ich eine unvollständige Wurzelfüllung, bei Zahn 36 eine erbsengroße Zyste.

Nachdem der Kieferchirurg fünf Zähne herausoperiert hatte, hörten die Durchfälle auf, die Rückenschmerzen und die Kreislaufbeschwer-

Gesichts-
schmerz

den waren verschwunden. Aber nach der Behandlung schmerzte die ganze linke Gesichtshälfte. So schickte ich die Patientin wiederum zum Kieferspezialisten, der noch einmal den gesamten Unterkiefer bis in die 9er-Gebiete nachoperierte. Dazu operierte er das linke Gebiet im Oberkiefer und in der Oberkieferhöhle und entfernte ein unter Druck stehendes Blutgerinnsel. Einschließlich der Nachbehandlung dauerte es ungefähr noch ein Jahr, bis die Kieferschmerzen auf der gesamten linken Seite verschwanden.

Zahn 35

Darmbeschwerden wegen eines Zahns hatte auch die 53jährige *Elisabeth B.* Sie hatte einen wurzelgefüllten Zahn 35 mit einem erbsengroßen Eiterherd. Die Zahnextraktion behob die Beschwerden.

Gerade Zahn 35 wird von Zahnärzten gern und oft wurzelgefüllt, da er eine sehr gerade Wurzel und einen offenen Pulpenkanal hat (d.h., das Zahninnere liegt offen). Keine Frau sollte sich diesen Zahn mit einer Wurzelfüllung versehen lassen, denn die hormonelle Verfassung des Menschen korrespondiert mit diesem Zahn. So finden sich gerade bei Frauen mit Brustkrebs diese Zähne mit Wurzelfüllung.

»Busenzähne«

Der untere 6er-Zahn ist nicht nur »zuständig« für Magen und Darm, sondern auch für die Brust. Die unteren 5er- und 6er-Zähne fand ich oft dann beherdet, wenn eine Patientin wegen Schmerzen in der Brust bei einem Frauenarzt in Behandlung war.

Operation erspart

Aus Paris kam eine Dame angereist, die ein bekannter Facharzt zu mir geschickt hatte. Die 44jährige hatte am unteren Zahn 36 ein etwa erbsengroßes Granulom. Sie klagte gleichzeitig über einen Knoten in der linken Brust und hoffte sehnlichst, einer Operation zu entgehen. Der tote Zahn 36 wurde entfernt und mit ihm weiches Knochengewebe. Viele Heilinjektionen erhielt die Patientin zusätzlich bei ihrem Facharzt. Die Knoten in der Brust verschwanden.

Knoten verschwunden

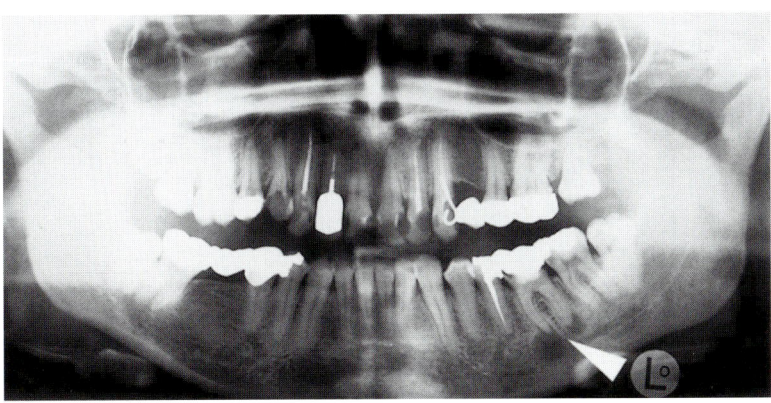

Abb. 17
Patientin mit einem sehr schlechten Gebiß und unzähligen Beschwerden, u.a. einem Knoten in der linken Brust. Bei Zahn 36 finden sich zwei erbsengroße Zysten (Pfeil), beim wurzelbehandelten Zahn 35 ein stecknadelkopfgroßes Granulom. Zahn 35 ist der intensivste »Busenzahn«.

Sie fürchtete, ausgelacht zu werden

Die 26jährige *Monika M.* hatte angeblich Vitamin-B-Mangel. Sie litt unter Muskelschmerzen, Schmerzen an der Wirbelsäule, Blähungen, Blasenschmerzen und Heuschnupfen. Vor allem an der rechten Seite unter dem Arm waren die Lymphdrüsen schmerzhaft geschwollen. Dazu schmerzte manchmal die rechte Brust und wies gelegentlich Knoten auf. Die Patientin war schon beim Frauenarzt in Behandlung. Er diagnostizierte psychische Störungen und versuchte, die junge Frau zu beruhigen. Ein für die Hormontätigkeit »zuständiger« Zahn 15 war wurzelgefüllt. Rechts war auch der »Busen- und Dickdarmzahn« 46, der erste große Backenzahn im rechten Unterkiefer, tot und behandelt. Der mittlere kleine untere Zahn 41, der für die Blase »zuständig« ist, entpuppte sich als tot und wurzelgefüllt und wies eine beginnende Wurzelhautentzündung auf.

Die Patientin überlegte lange, ehe sie der Zahnsanierung zustimmte und vom Kieferchirurgen Zahn 46 und 15 entfernen ließ. Die Hauptprobleme an der Brust, an den Lymphdrüsen und an der Wirbelsäule verschwanden daraufhin. Nach einem halben Jahr waren aber die Blasenbeschwerden noch da. Eine Testspritze an Zahn 41 führte sogleich zu einer schmerzfreien Blase. Berechtigt war die Frage: Wie kann man den Zahn 41 – einen Frontzahn – ersetzen, ohne mit einer Zahnlücke herumlaufen zu müssen? Es wurde eine Kunststoffprothese mit dem Zahn 41 hergestellt. Der Zahn wurde gezogen, die Kunststoffprothese wurde auf die Wunde gesetzt, die sich darunter noch besser schloß. Zur Heilbehandlung erschien die Frau noch einmal in der Praxis – völlig beschwerdefrei.

Prothese mit Zahn 41

! Dem Urologen und dem Frauenarzt, denen sie sich so gesund zeigte, erzählte die Patientin nicht, welche Zahnbehandlung sie über sich hatte ergehen lassen. Sie fürchtete nämlich, ausgelacht zu werden.

Kranke rechte Brust, kranker rechter Zahn 46

Elisabeth J., 44, kam von weit her, um meinen Rat einzuholen. Ein Zahnarzt ihres Ortes hatte ihr meine Adresse gegeben. Die Sozialarbeiterin hatte vor zwei Jahren eine rechtsseitige Brustoperation mitgemacht. Ihr Leben hatte sie wegen der Krankheit ganz umgestellt. Mit Vollwerternährung und Entspannungsübungen wollte sie mehr geistige Beweglichkeit erreichen und das Schöne des Lebens anziehen. Sie hatte bisher durch ihren Beruf nur kranke Menschen erlebt. Dies sah sie auch als Auslöser ihrer Beschwerden an.

Immer
nur Kranke
um sich

Nach der Operation wurden vom Hausarzt und einem Heilpraktiker eine Misteltherapie und Medikamente für Schilddrüse, Uterus, Wirbelsäule, Leber und Brust eingesetzt. Zusätzlich hatte die Frau Magen-Darm-Störungen, Verspannungen im Nacken und gelegentlich Kreislaufstörungen.

Der Zahnbefund paßte zu diesen Beschwerden. Der für die rechte Brust zuständige Zahn 46 im Unterkiefer war beherdet. Im rechten Oberkiefer waren Zahn 16 und 14, für Magen, Darm, Brust und vor allem die Hypophyse »zuständig«, tot. Diese Zähne wurden sofort entfernt. Kieferschmerzen aber hatte sie nur links; die *Adler*schen Druckpunkte reagierten. Der linke Unterkiefer war angeschwollen, auch die linken Schulterpunkte schmerzten. Im linken Unterkiefer befand sich beim fehlenden Zahn 36 ein Osteom, das ist eine Zusammenballung von Knochenzellen, eine Art von Knochenkugel. Das Osteom wurde zusammen mit dem nicht erhaltungswürdigen Zahn 37 und dem toten Zahn 25 herausoperiert. Die Patientin erfreute sich jetzt wieder guter Gesundheit und wechselte nicht nur ihre Arbeitsstelle, sondern änderte auch ihre Einstellung zum Leben.

Verdacht auf psychische Störungen

Die hübsche 25jährige *Helga B.* war eigentlich selbst verwundert, daß sie so viele kleine Wehwehchen hatte. Die rechte Brust verursachte immer Probleme. Daran, so fand ich heraus, war der rechte obere erste Backenzahn (16) schuld. Er war tot. Die sporadisch auftretenden Kopfschmerzen, die fast an Migräne erinnerten, waren vom linken oberen Weisheitszahn hervorgerufen, die Herz- und Kreislaufprobleme rührten vom rechten unteren Weisheitszahn her.

Diese Weisheitszähne sowie der »Busenzahn« 16 wurden entfernt, und die gesundheitlichen Probleme waren verschwunden. Eigentlich hatten die Familie und der Frauenarzt mehr auf psychische Störungen getippt. Wenn die junge Frau schon psychische Störungen und Unruhe haben sollte, dann lag auch hierfür die Ursache im Zahnbereich, nämlich am oberen 8er, dessen Impulse die Hypophyse, unser inneres Steuerorgan, berühren. Mit dem Freund an der Seite, der an sie glaubte, kam sie später, um sich für die Behandlung zu bedanken, die ihr zur Gesundheit verholfen hatte. Ihr fehlte nichts mehr.

Zahnimpulse
auf die
Hypophyse

Eine Zyste am linken oberen Zahn 25

Die 36jährige *Petra* hatte laufend Brustschmerzen und deswegen schon mehrere Frauenärzte aufgesucht. Ein biologisch arbeitender Arzt überwies sie zu mir. Der linke untere Backenzahn 36, der in Beziehung zur linken Brust steht, war beherdet. Der auf der rechten Seite befindliche Zahn 46 war schon entfernt worden. Die Wunde war aber nicht verheilt und zeigte im Röntgenbild eine Knochenentzündung.

Zwei Operationen wurden durchgeführt, dazu noch der Weisheitszahn 38 entfernt. Da war aber noch ein weiteres Problem: Links oben der kleine Backenzahn 25 war ein wohlgeformter Zahn, nie kariös und daher immer ohne Füllung gewesen. An seiner Wurzelspitze befand sich aber eine linsengroße Zyste. Der Zahn reagierte noch etwas, und die gutaussehende Patientin wollte den Zahn nicht so einfach entfernen lassen. Als ich ihr an diese Zyste eine Injektion mit einem Neuraltherapeutikum setzte, hatte die Patientin keine Brustschmerzen mehr. So leuchtete ihr doch ein, daß der Zahn geopfert werden mußte.

Zahnschmerzen vor einer Geburt

Auf dem Blatt für den Zahnarzt über die energetischen Wechselbeziehungen zwischen Zahn, Kiefergebiet und dem übrigen Organismus lesen wir u.a. »Hypophysenhinterlappen und Thymusdrüse« in der Spalte für Zahn 25. Es erschien *Paula G.*, von einer homöopathisch arbeitenden Ärztin geschickt. Sie erwartete in drei Wochen ihr Baby und hatte an diesem Zahn 25 schon zehn Tage lang ungewöhnlich starke Schmerzen. Ich sollte unbedingt diesen Zahn entfernen.

Ich untersuchte den Zahn und sein umliegendes Gebiet gründlich. Rein äußerlich fehlte dem vitalen Zahn gar nichts. Er hatte keine Karies, also kein Loch, keine Wurzelhautentzündung, war nicht zu hoch, und das Zahnfleisch war auch in Ordnung. Aus Erfahrung wußte ich, daß dieser Zahn auf die Hormontätigkeit des Menschen reagiert. Jetzt erwartete die Patientin in drei Wochen ihr Kind. Das Hormonsystem arbeitet in für uns noch nicht ganz erforschter Weise. Also schmerzte der dazugehörige Zahn.

Den Zahn homöopathisch beruhigt

Den Zahn entfernte ich natürlich nicht. In Zusammenarbeit mit der überweisenden Ärztin fanden wir ein homöopathisches Mittel zur Beruhigung des Zahns. Nach Jahren, als sie mich besuchte, deutete *Paula G.* stolz auf den noch vorhandenen Zahn, der seitdem nie wieder schmerzte, den sie aber damals unbedingt gezogen haben wollte.

Brücke darf nicht auf den Kieferknochen drücken

Ute C. ging eigentlich nur zu prominenten Kollegen. Schon vor neun Jahren hatte die 41jährige eine Brücke mit einem Anhänger über den fehlenden Zahn 35 und die überkronten Zähne 36 und 37 bekommen. Doch laufend hatte sie damit Schwierigkeiten. Zwei- bis dreimal im Jahr suchte sie ihren Zahnarzt auf und verlangte, daß die Brücke geändert werde. Sie klagte über Nervenschmerzen im Unterkiefer. Sie könne den Kopf nicht mehr nach links drehen, die ganze linke Gesichtshälfte schmerze, und die Lymphdrüsen auf der linken Seite seien geschwollen. Massagen für die Schulter halfen nur kurzzeitig. *Ute C.* begann mit Yoga, alternativen Heilweisen und anderen Lebenshilfen. Folge: Ihr Zahnarzt und der Frauenarzt, bei dem sie wegen beginnender Schmerzen in der Brust Hilfe suchte, nahmen sie nicht mehr ernst. Die Nervenschmerzen seien nur psychisch, meinten beide Ärzte. Schließlich kam sie zu mir.

Nicht mehr ernst genommen

Befund: Im Oberkiefer waren alle Zähne überkront. Im rechten Oberkiefer existierte noch ein Weisheitszahn. Rechts unten bei Gebiet 46, einem »Dickdarm- und Busenzahn«, befand sich ein erbsengroßer Wurzelrest mit Aufhellung in der Umgebung. Beide Herde wurden in einer Kieferklinik entfernt. Die Kopfschmerzen waren nun zwar behoben, doch das Allgemeinbefinden blieb weiterhin schlecht. Ich untersuchte jetzt den Bereich der Brücke und gab eine Testspritze. Daraufhin verschwanden links die Nervenschmerzen. Die Brücke von Zahn 35 bis 37 wurde entfernt, die Patientin erhielt eine provisorische Brücke. Nach zwei Monaten traten erneut Schmerzen auf. Ich schickte die Frau nun zum Kieferchirurgen. Der entfernte die große Knochenentzündung unter der Brücke bei 35.

! Diese Knochenentzündung war nur entstanden, weil das Brückenteil durch das Zahnfleisch auf den Knochen drückte.

Der Arzt säuberte gründlich das 35er-Gebiet, das mit der Brust korrespondiert. Ein Jahr später wurden dennoch Knötchen in der Brust festgestellt. Ein Jahr darauf mußte die Patientin wegen Brustkrebs operiert werden. Es kam zum Glück zu keiner Metastasenbildung.

Zur Kreislaufunterstützung

Mit Knötchen in der linken Brust und Schmerzen unterm Arm kam *Frau N.Z.* zu mir; ein Heilpraktiker hatte sie geschickt. Im Gebiet von

Entzün-
dungen
weggefräst

Zahn 26, der fehlte, fand sich ein Wurzelrest. Bei 25 – gleich daneben – hatte sich gar eine Zyste gebildet. Die Zyste wurde operativ entfernt. Bei den fehlenden Zähnen 38 und 48 wurden die Entzündungen ebenfalls weggefräst. Diese Gebiete sind für Herz und Kreislauf zuständig. Grundsätzlich sollten sie zuallererst störherdfrei sein, erst dann kann die heilende Wirkung beseitigter anderer Störherde greifen. Durch die Zahnbehandlung verschwanden bei *Frau Z.* die Knoten in der linken Brust. Eine Brustoperation war nicht nötig.

Zähne sind zu ersetzen

Irmgard H. arbeitete als Lehrerin in Oberbayern, war 32 Jahre alt, rothaarig und sehr temperamentvoll. Dennoch sorgte sie sich sehr; sie hatte einen Knoten in der linken Brust, weigerte sich aber beharrlich, sich operieren zu lassen. Deshalb hatte ihr Hausarzt sie an mich verwiesen. Ich untersuchte sie. Alle *Adler*schen Druckpunkte waren positiv. Der »Busenzahn« 45 hatte eine Wurzelfüllung. Zahn 35 war tot und zeigte eine diffuse Aufhellung. Es gab im Mund von *Irmgard H.* weitere Störherde, die retinierten Zähne 13 und 48 zum Beispiel.

Um Herz und Kreislauf zu stabilisieren, wurde zuerst Zahn 48 gezogen, danach die »Busenzähne« 35 und 45, später die Zähne 22, 24 und 21. Das Ziehenlassen so vieler Zähne fällt einer 32jährigen schwer.

Zähne
ersetzbar,
Brust nicht

»Zähne kann man ersetzen«, sagte ich zu ihr, »einen Busen nicht«. Sie akzeptierte dieses Argument und willigte in die Mundoperation ein. Die Knötchenbildung verschwand. Der Frauenarzt zeigte sich sehr zufrieden. *Irmgard H.* schrieb mir: »Der Entschluß (die Zähne zu ziehen) fiel mir sehr schwer. Ich wagte es und verspürte sechs Wochen nach der Zahnoperation eine deutliche Schmerzlinderung. Nach einem erneuten Besuch beim Frauenarzt, Abtasten der Brust, einer Mammographie, nach einem weiteren Jahr und einer Kontroll-Mammographie konnte eine deutliche Besserung festgestellt werden.« Eine Brustoperation war nicht mehr erforderlich.

Keine Metastasenbildung

Christel B. wurde vom Arzt überwiesen; sie hatte ein Mammakarzinom rechts, war bereits operiert worden und befand sich seelisch wie körperlich in schlechtem Zustand. Ich fertigte ein Röntgenbild des Kiefers an. Ergebnis: Zahn 16 war tot, Zahn 46 (»zuständig« für die Brust) hatte eine fast kirschkerngroße diffuse Aufhellung. Die Zähne 16, 38 und 46 wurden gezogen. Nach weniger als einem Jahr ging es der Patientin wesentlich besser. Sie hatte keine Metastasenbildung. Die Frau war glücklich.

Eine Wunde am leeren Zahnfach

Maria H., 43, klagte über Schwellungen und Schmerzen in der rechten Brust. Ihr Arzt hatte sie gleich zu mir geschickt. Ich entdeckte, daß am Zahn 14 etwas nicht in Ordnung war. Der Kieferchirurg zog diesen Zahn, der im Knochen entzündliche Veränderungen zeigte. Daneben am leeren Zahnfach 15 war eine Wunde nicht gut verheilt. Auch diese ist ein Störherd und bedarf einer gründlichen Behandlung. Durch die Therapie wurde die Patientin innerhalb von sechs Wochen beschwerdefrei.

Störherd Zahnfachwunde

Ein desolater Zahnzustand

Gerda S. hatte unendlich viele Leiden und Beschwerden. Kreislaufprobleme, Migräne, Kopfschmerzen – um nur einige wenige zu nennen. Es zeigte sich schnell, daß ihr Mund höchst sanierungsbedürftig war. An Zahn 16 bestand eine erbsengroße Aufhellung, ebenso bei den Zähnen 11, 13, 22 und 23. An Zahn 26 zeigte sich ein erbsengroßer Wurzelrest mit einer Aufhellung in der Umgebung, bei Zahn 38 Knochenentzündung, bei 37 wieder ein Wurzelrest. 34 war wieder ein wurzelgefüllter Zahn. (Dieser Zahn ist für die linke Brust »zustandig«.) Zahn 44 war tot. Dazu trugen alle übrigen Zähne Kronen.

Entsprechend groß war die Aufregung, als ich meinte, die überkronten, toten Zähne sollten alle gezogen werden. Schließlich willigte *Gerda S.* halbherzig ein. Sie erhielt eine totale Oberkieferprothese. Am Unterkiefer wurden die beiden 4er-Zähne gezogen. Innerhalb von acht Wochen gesundete die Frau völlig; die Kreislaufstörungen verschwanden, ebenso die Migräne. Was ich erst hinterher erfuhr: Die Knötchen an der Brust, die Brustkrebs befürchten ließen, bildeten sich wieder zurück.

Was an die Nieren geht

Wenn die oberen und unteren Frontzähne tot oder beherdet sind, kann eine Belastung von Niere und Blase entstehen. Als ich gerade begonnen hatte, mich mit Herdforschung zu befassen, erschien eine Patientin mit einem Granulom am mittleren unteren Schneidezahn. Vorsichtig fragte ich sie, ob sie etwas an den Nieren habe, und zeigte ihr die Übersichtsskala, worauf sie erwiderte, sie habe schon zweimal einen Nierenstein gehabt. Einen anderen Patienten mit einem toten seitlichen Schneidezahn schickte ich zum Röntgen der Nieren – es erwies sich, daß bei ihm die Niere schon so angegriffen war, daß sie entfernt werden mußte.

Außer vom Frontzahngebiet gehen auch vom unteren Weisheitszahngebiet Wirkungen auf die Niere aus. Diese strahlen auch auf die Nebenniere aus. Beide – Niere und Nebenniere – sind für den Energiehaushalt des Menschen wichtig. Leidet daher jemand an Energiemangel, so darf die Untersuchung des Weisheitszahngebiets nicht fehlen. Es sollte zumindest einmal geröntgt werden. Oft finden sich dann ein nicht herausgewachsener Weisheitszahn, Wurzelreste oder Fremdkörper wie Amalgam.

Manchmal besteht auch nur die Anlage zu einem Weisheitszahn; der Körper hatte keine Kraft, den Zahn zu bilden. Und schon gibt es Zusammenhänge. Bei Patienten, die mir stolz berichteten, nie einen Weisheitszahn gehabt zu haben, fand ich häufig Probleme mit der Niere, beispielsweise eine Nierensenkung (siehe auch Seite 75).

Nierensenkung

Es gehört Mut dazu, sich die Frontzähne ziehen zu lassen

Ein Urologe schickte mir die extrem schlanke 50jährige Lehrerin *Marianne F.*, nervös und blaß, aber ausgesprochen freundlich. Sie hatte noch vier Frontzähne im Oberkiefer; diese sind für Blase, Niere und Rücken »zuständig«. Drei davon waren jedoch tot und hatten an der Wurzelspitze Knochenentzündungen.

Eigentlich wollte sich die Patientin von ihren vier Zähnen nicht trennen. Sie überlegte eine Woche, ehe sie bereit war, sich die Zähne ziehen

zu lassen. Vor allem ihr Mann plädierte dagegen, weil er an einen Zu- Die Meinung des Partners
sammenhang mit der Blase nicht glaubte. Im Weisheitszahngebiet
unten fand ich eine erbsengroße Aufhellung um einen Wurzelrest. Befund des Kieferspezialisten: Im Gebiet 48/49 wurde nach einer Auf-
klappung der Wurzelrest entfernt. In seiner Umgebung fand sich entzündete Knochensubstanz. Gegen den Willen ihres Mannes ließ sich
Marianne F. eine Totalprothese anfertigen. Alle ihre Beschwerden verschwanden. Sie nahm im Lauf der Zeit auch an Gewicht zu.

Niere und Ellenbogen

Mit dem rechten Arm in Gips kam *Magdalena P.* in meine Sprechstunde. Sie hatte eine Schleimbeutelentzündung am rechten Ellenbogen,
die operiert werden sollte. Außerdem klagte sie über Nierenprobleme.
Die unteren Weisheitszähne 38 und 48 hatten einen erweiterten Periodontalspalt und wurden gezogen, worauf die Schleimbeutelentzündung gleich zurückging. Nach der Extraktion des Zahns 28 verschwand
auch die Drüsenschwellung, und die Gelenkschmerzen am linken Arm
waren behoben. Der bis über die Wurzelspitze hinaus wurzelgefüllte
Zahn 12 wurde wegen der Nierenbeschwerden ebenfalls entfernt.

Nierenzysten

Die 40jährige Geschäftsfrau *Regina V.* aus Bad Nauheim hatte ihre
Röntgenaufnahmen geschickt, denen zufolge die vier Weisheitszähne
dringend entfernt werden mußten. Ihr Zahnarzt, der noch erstklassige
Goldfüllungen in die Weisheitszähne gesetzt hatte, sagte natürlich, er
sehe keinen Grund, diese Zähne zu entfernen, und wollte es auch nicht
tun. Die Extraktion von Weisheitszähnen wie diesen mit schlanken Dem Kiefer-chirurgen zuweisen
Wurzeln, die leicht brechen, ist auch keine Aufgabe für einen Zahnarzt,
es ist Arbeit für einen Kieferchirurgen.

Die Patientin klagte über Hüftbeschwerden, der Hausarzt hatte eine
Zyste an der linken Niere festgestellt. *Regina V.* litt weiter unter Kreislaufbeschwerden, Nervosität, Schlafstörungen, allgemeiner Schwäche
und Kraftlosigkeit sowie Muskelzittern im Bereich des linken Auges.
(Das hatte ich selbst schon mal, und schuld daran war lediglich der
linke obere Weisheitszahn.) All dies gab sich nach der Sanierung des
Mundraums.

Dialyse überflüssig

Der Journalist *Kurt F.*, 40, hatte eine lange Krankheitsgeschichte. Er litt nicht nur unter Herz- und Kreislaufbeschwerden, sondern auch an einem Darmgeschwür. Er lebte nach einer Liste von Lebensmitteln, die er essen durfte, und klagte über seinen Nierenbefund. Demnächst sollte er sogar zur Dialyse ins Krankenhaus. Er wollte dies aber hinausschieben und kam deswegen zu mir.

Schöne tote Frontzähne

Sein Zahnbefund: Nur Frontzähne im Ober- und Unterkiefer, alle anderen fehlten. Die Frontzähne waren makellos schön geformt und standen wie Perlen nebeneinander – waren aber alle tot. Im zahnlosen Seitenbereich wucherten mehrere Knochenentzündungen mit acht Amalgamsplittern. Der Kieferchirurg entfernte sechs Splitter samt Knochenentzündungen. Darüber hinaus beseitigte ich zwei – nicht einmal stecknadelkopfgroße – Amalgamkörnchen. Es dauerte zwei Stunden, ehe ich sie überhaupt fand. Täglich kam der Patient zur Kontrolle und erhielt Heilinjektionen. Die Zeit drängte. Heilinjektionen erhielten auch die nicht durchbluteten Kieferareale in der Mitte, und zwar an den Zähnen 11 und 21 im Ober- und 41 und 31 im Unterkiefer.

Schließlich entschloß sich *Kurt F.* doch dazu, alle Zähne ziehen zu lassen. Nach der Operation wollten aber unter der Totalprothese wieder jene Kiefergebiete nicht verheilen, die mit der Niere korrespondieren. Sie mußten zweimal nachoperiert werden. Doch die Mühe lohnte sich: Nach zehn Tagen besserte sich der Blutbefund so sehr, daß *Kurt F.* nicht zur Dialyse mußte. Seine Freude darüber war überwältigend. Der Journalist schrieb einen Erfolgsbericht über frühere und jetzige Behandlungen.

Das Geheimnis der Patienten: Prostata

Bei beherdeten oberen seitlichen Schneidezähnen, den Zähnen 12 und 22, zeigt sich oft: Der Patient leidet an Prostatabeschwerden. Diese 2er wirken intensiver als die mittleren Schneidezähne auf den Körper. Ein Herd in diesem Gebiet – selbst wenn der Zahn schon entfernt ist – stört oft viel mehr, als man glauben könnte.

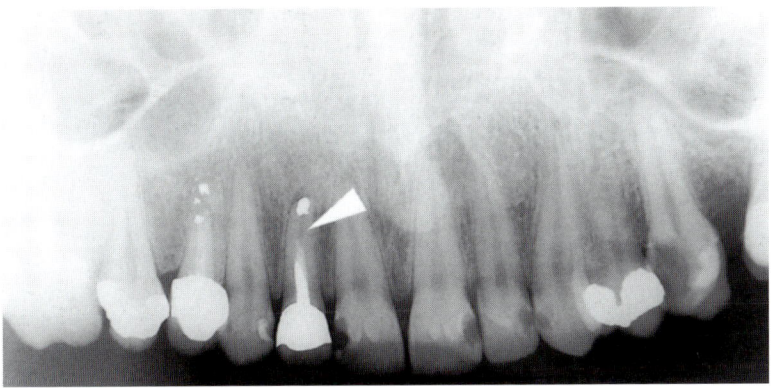

Abb. 18
Mann mit Prostatakrebs. Röntgenaufnahme der Oberkieferfront. Bei Zahn 12 (Pfeil) war die Wurzel nach Entfernen der Wurzelspitze von oben mit Amalgam abgeschlossen worden, ebenso bei Zahn 14.

Eine Überweisung vom Urologen

Einem Chemiker, der sich laufend beim Urologen in Behandlung befand und von ihm überwiesen worden war, setzte ich bei Gebiet 22 eine Injektion. Seine Schmerzen waren sogleich verschwunden. In der folgenden chirurgischen Behandlung wurde an dieser Stelle noch eine Knochenentzündung entdeckt, die der Chirurg entfernte – und damit waren auch die Gänge zum Urologen überflüssig geworden.

Ein kranker Zahnarzt findet zur Herdforschung

Der noch junge Zahnarzt *Dr. T.* aus dem Ausland hatte den verständlichen Wunsch, seine schönen Zähne zu erhalten. Der 28jährige wurde seit Jahren vom Urologen intensiv behandelt. Es bestand schon der Verdacht auf Prostatakrebs. Seine oberen und unteren vier Frontzähne waren wurzelgefüllt, da sie abgestorben waren.

> Auf dem Röntgenbild zeigten die oberen Frontzähne unvollständige Wurzelfüllungen, sie waren also nicht korrekt bis an die Wurzelspitzen gefüllt. Der nicht gefüllte Teil enthält noch chemisch veränderte Blut und Nerven, die Bestandteile des Zahninneren, der Zahnpulpa, sind. Dieses für den Menschen »giftige« Gewebe wird in Form von Zysten an der Wurzelspitze vom Körper abgestoßen. Bei der Wurzelspitzenresektion wird die Wurzelspitze samt der Zyste und dem umliegenden entzündeten Knochengewebe herausgeschnitten.

Dr. T. hoffte, bei einigen Kollegen in verschiedenen Ländern die Bestätigung zu bekommen, daß die beherdeten Zähne nicht entfernt werden müßten. Besondere Tests führten zwei Professoren durch; danach kam er zu mir. Einige Monate schaute er meiner Arbeit zu und arbeitete auch als Assistent mit; dabei fand er die Bestätigung, daß beherdete Zähne störenden Einfluß auf den Organismus haben. Er war nun davon überzeugt, daß seine beherdeten Zähne Ursache für sein Leiden waren, und ließ die nötige Zahnbehandlung über sich ergehen. Der Erfolg zeigte sich darin, daß er seinen Urologen nicht mehr aufsuchen mußte. Seine neuen Erfahrungen veranlaßten ihn dazu, selbst einen wissenschaftlichen Beitrag über Herdforschung zu schreiben.

Ein betroffener Assistent

Zu schnelles Beschleifen und langsamer Tod des Zahns 12

Der 55jährige *Ludwig D.* war regelmäßig zum Zahnarzt gegangen. Er hatte sich 17 Zähne überkronen lassen, ein gepflegtes vollständiges Gebiß – nur die Weisheitszähne fehlten sowie Zahn 27. Bei Zahn 27 steckte noch ein Wurzelrest, und vom fehlenden Weisheitszahn 38 war eine erbsengroße Knochenentzündung zurückgeblieben. Der Grund, warum ihn der Urologe zu mir schickte, waren Prostatabeschwerden. Das stimmte überein mit einem erschreckend aussehenden Röntgenbild. An den wichtigen »Prostatazähnen 12 und 22« zeigte sich eine Beherdung. Zahn 12 hatte eine unvollständige Wurzelfüllung mit einer Entzündung an der Wurzelspitze.

In einem nicht gefüllten Wurzelkanal herrscht ein saures Milieu. Reststoffe von erkranktem, nicht entferntem Pulpengewebe ergießen sich über die Wurzelspitze hinaus und rufen dort eine Knochenentzündung hervor. Dieser Vorgang ist sehr kompliziert und vielschichtig.

Die gleiche Behandlung hatte auch der Zahn daneben erfahren, Zahn 11, der mittlere Schneidezahn. Der Verdacht auf Prostatakrebs schien begründet: Es fiel mir eine kirschgroße Zyste am linken seitlichen Schneidezahn, Zahn 22, auf. Eine Zyste derartiger Größe mußte im Lauf der letzten zehn Jahre entstanden sein, so lange mußte der Zahn also schon krank sein und Störungen im Körper verursachen. Da ein toter Zahn keine Schmerzen bereitet, hatte der Patient diese Veränderung von sich aus nicht bemerkt. Er hatte den Zahn vor zwölf Jahren mit einer eleganten Krone verkleiden lassen.

! Dies ist ein Musterbeispiel für den unbemerkten Entstehungsweg einer großen Zyste. Der Zahn wurde nie wurzelbehandelt, war also **●** vor zwölf Jahren bei Fertigung der Krone sicher noch vital.

Dieser kleine seitliche Schneidezahn 22 hat eine sehr dünne Schmelzschicht. Wenn er, wie es für das Fertigen einer Krone notwendig ist, beschliffen wird, verletzt man sie zwangsläufig. Bei wasserarmem und schnellem Beschleifen wird der Zahn sehr heiß und kann absterben. Man bemerkt dies erst nach zwei bis vier Jahren; es entsteht unbemerkt ein Herd. Wenn die Zähne nicht sehr kräftig gebaut sind oder große Löcher bis an die Pulpa haben, ist es besser, sie zu entfernen und anschließend durch ein Brückenglied zu ersetzen, statt sie zu überkronen. Die Nachbarzähne 21 und 23 können problemlos für eine Krone beschliffen werden. Das Ziehen eines erkrankten Zahns 22 oder 12 ist meines Erachtens das geringere Übel gegenüber dem Auftreten von Prostatabeschwerden.

Sehr dünne Schmelzschicht

Vater und Sohn – parallele Schicksale

Faszinierend war für mich der Fall von *Kurt und Gustav K. Kurt*, 49, war Unternehmer, sein Sohn *Gustav*, 18, Student. Beide kamen mit den gleichen Beschwerden zu mir, und ich stellte fest, daß beide einen ähnlichen Zahnbefund aufwiesen. Auch die vorhergehende Behandlung war dieselbe, da beide denselben Zahnarzt aufgesucht hatten. Die ärztlichen Diagnosen, mit denen sie erschienen, lauteten Prostataadenom

Auf Prostataadenom erkannt

beim Sohn und Prostataadenom mit Verdacht auf Krebs beim Vater. Beide suchten nun diverse Ärzte, Heilpraktiker, sogar Rutengänger auf, um geheilt zu werden. Schließlich überwies ein Heilpraktiker die beiden an mich.

Der Sohn wurde zuerst behandelt. Bei ihm ergab sich, daß der seitliche Schneidezahn 12 unvollständig wurzelgefüllt war, eine Wurzelspitzeneiterung aufwies und mit Amalgam gefüllt war. Zahn 16 war ebenfalls wurzelgefüllt, die Weisheitszähne 18 und 38 waren halb herausgewachsen. Alle genannten Zähne wurden in einer Klinik für Kieferchirurgie gezogen.

Ähnlicher Röntgenbefund

Zehn Tage später kam der Vater zur Behandlung; der Röntgenstatus zeigte einen ähnlichen Befund wie beim Sohn. Die seitlichen Schneidezähne 12 und 22 hatten erbsengroße Aufhellungen, 12 war – wie beim Sohn – unvollständig wurzelgefüllt. Zahn 45 war wurzelgefüllt, Weisheitszahn 28 nicht zu sehen (retiniert). *Kurt K.*, der Vater, gab seine Einwilligung, diese Zähne herausoperieren zu lassen. Danach verschwand auch bei ihm das Prostataadenom – genauso wie vorher schon bei seinem Sohn *Gustav*.

Von Haut und Zähnen

»Was der Darm nicht ausscheidet, muß die Niere ausscheiden; was die Niere nicht ausscheidet, muß die Haut ausscheiden.« Dieser oft zitierte Satz läßt erkennen, wo die Ursache vieler Hautprobleme liegt. Der intensivste »Darmzahn« – gemeint sind die unteren Backenzähne 46 und 36 – ist dann nämlich tot oder hat eine Geschwulst zwischen seinen Wurzeln. Im Röntgenbild ist dies gut sichtbar. Ebenso ist der untere Weisheitszahn für Nierenprobleme, Allergien und Hautausschläge »zuständig«, vor allem dann, wenn er nicht herausgewachsen oder noch ein Zahnsäckchen vorhanden ist.

Darm – Niere – Haut

> Die Haut zeigt auch an, ob sich im Mund Störherde verstecken!

Neurodermitis, Zysten im Unterkiefer

Elisabeth B. war eine 70jährige Beamtin im Ruhestand. Mit sauberer Schrift füllte sie den Anamnesebogen aus. Sie hatte seit fünf Jahren eine Neurodermitis mit juckenden Quaddeln an Kopf, Hals, Armen und Oberkörper. Seit drei Jahren klagte sie über Schmerzen im linken Unterkiefer. Die überwiegend nachts auftretenden Schmerzen im linken Unterkiefer begannen zwei Wochen, nachdem sie am linken Oberkiefer zwei Kronen erhalten hatte (bei Zahn 26 und 27). Zwei verschiedene Zahnärzte beruhigten sie und erklärten, daß sich die Schmerzen an den überkronten Zähnen im Lauf der Zeit von allein legen würden, genau wie die im Unterkiefer. Wegen der Hauterkrankung hatte sie in den letzten drei Jahren etwa zehn Hautärzte, Internisten und Allergologen aufgesucht, aber ohne Erfolg.

Die Patientin mußte sehr krank sein, denn sie hatte einen schlechten Zahnbefund. Die überkronten Zähne 26, 27 hatten Wurzelhautentzündungen. So war es kein Wunder, daß beide Zähne leichte Zahnschmerzen verursachten. Ein Herd, den sie schon seit zehn Jahren haben mußte und von dem möglicherweise die Allergieneigung herrührte, war eine kirschkerngroße Zyste im leeren linken Unterkiefergebiet. Gleiches hatte sie bei Gebiet 36, zusätzlich einige Amalgamsplitter. Diese beiden Zysten verursachten die Schmerzen im linken Unterkiefer. Im rechten Unterkiefer, in der Region 48, hatte sie auch eine erbsengroße

Zyste und außerdem noch drei wurzelbehandelte Zähne. Der Kieferchirurg konnte helfen. Mehrmals erschien die Frau noch zu Kontrollen
und Heilinjektionen.

Darmbakterien im Mund?

Schuppen-
flechte Unter Schuppenflechte und trockener Haut litt *Renate B.* Ihr Hausarzt
sagte dazu nur, so ein Hautleiden hätten heute viele; das sei ganz normal. Der Patientin wurden schon vor Jahren viele Zähne gezogen –
wahrscheinlich aber ohne gründliche Sanierung der Zahnfächer.

> In den Wunden hatten sich Bakterien angesammelt, wie wir sie auch
> im Darm finden. Bei der Frau war damals mit dem Zahnziehen kei-
> ne Darmsanierung durchgeführt worden. Die Bakterienansamm-
> lung behinderte die Wundheilung.

Ich diagnostizierte vier Entzündungsherde im Kiefer – weiches Gewebe, das wie eine Perle im Kieferknochen eingeschlossen ist. Diese
Störherde wurden in einer Kieferklinik entfernt. Die Schuppenflechte
verschwand innerhalb von sechs Wochen. *Renate* war völlig beschwerdefrei.

Aktivierung alter Herde durch Zahnbehandlung

Ein Journalist hatte mich bei *Sophie R.*, 51, empfohlen. Nach einer Kur in
einer österreichischen Klinik war ihr Hautausschlag – den sie schon seit
eineinhalb Jahren hatte – noch intensiver geworden. Außerdem brann-
ten ihr die Augen. Sie kam im Dezember; im Januar desselben Jahres
hatte sie links oben eine Brücke zwischen den Zähnen 24 und 27
erhalten. Jetzt waren beide Zähne tot. Beachtlich war eine Restostitis im
Weisheitszahngebiet 38, die fast kirschkerngroß und mit Amalgamsplittern durchsetzt war. Ich entfernte diese Knochenentzündung, und
innerhalb weniger Tage verschwand der Hautausschlag.

> Das Weisheitszahngebiet 38 ist »zuständig« für Herz, Kreislauf und
> Niere und kann Mitursache für Hautprobleme sein.

Bei der Größe dieser Restostitis konnte man davon ausgehen, daß sie
Aktivierung
ruhender
Herde schon mindestens zehn Jahre alt war. Die vor einem Jahr eingesetzte
Brücke und die dabei notwendigen Injektionen waren nur die Anre-
gung, um alte Herde wieder aktiv werden zu lassen. Was zuerst da war,

weiß man nicht; aber Injektionen wie auch Massagen verleihen dem Körper eine Aktivität, wodurch ruhende Herde aktiviert werden können.

Herdforscher mit roten Flecken im Gesicht

Mit roten Flecken im Gesicht kam ein Zahnarzt aus Spanien zu mir. Er beschäftigte sich selbst schon mit Zahnherdkunde und wußte genau, was er wollte. Mit dem Elektroakupunkturgerät entdeckte ich zwar Herde im Ober- und Unterkiefer des kränkelnden 70jährigen; doch der Patient hatte bereits seine eigenen Röntgenaufnahmen mitgebracht und die Aufhellungen darauf (also die Störstellen) mit Rotstift markiert. Diese stimmten mit meinen Untersuchungsergebnissen überein. Die Aufhellungen waren Restostitiden, die operativ entfernt werden mußten.

Der Zahnarzt scheute aber vor einer Operation zurück und bat statt dessen um fünf Heilinjektionen mit Procain, nach der Methode der Gebrüder *Huneke* an die Knochenentzündungen zu injizieren. Nach dieser Spritzenkur verschwanden die Gesichtsflecken innerhalb von zehn Tagen.

Procain genügte

Ein erstklassiges Gebiß und trotzdem kranke Weisheitszähne

Rainer G. litt seit vier Jahren an Hautausschlag im Gesicht, an Schultern und Armen. Er hatte schon viele Hautärzte aufgesucht, fuhr zu Kuren – doch erfolglos. Nur eines bekam er heraus: Er litt an einer Lebensmittelallergie, vor allem durch Lebensmittel, in denen Obstsäure enthalten ist. Später kamen Schmerzen in den Knien dazu. *Rainer* mochte plötzlich keinen Sport mehr treiben.

Lebensmittelallergie

> Obwohl das Gebiß des 22jährigen sehr gepflegt aussah, hatte er am 7er-Zahn eine stecknadelkopfgroße Füllung. Immerhin, solch ein gutes Gebiß sah ich selten, und kaum ein Zahnarzt mochte auf die Idee kommen, daß daran etwas nicht stimmen könnte.

Die Röntgenaufnahme war auch hier der beste Helfer: Die Weisheitszähne waren Störherde. Das Elektrotestgerät zeigte ebenfalls die Störung an und daß durch die Zähne die Niere beeinträchtigt wurde. Die oberen 8er-Zähne waren zudem im Kiefer verlagert. Sie wurden gezogen. Innerhalb von neun Monaten verschwand der Hautausschlag, die Knieschmerzen ließen nach. Nicht nur das: *Rainer G.* konnte auch – ohne Angst vor allergischen Reaktionen – wieder alles essen.

Allergien aus dem Kiefer

Aus meiner über 35jährigen Praxis weiß ich, daß eine Allergie von einem Weisheitszahn herrühren kann. An Stelle der Wurzelspitze befindet sich dann nämlich das Zahnsäckchen, indem sich die Anlage zum Zahn vom zweiten Monat bis zur Geburt des Menschen entwickelt. Bei jedem vollentwickelten Zahn ist dieses Säckchen nicht mehr vorhanden.

Dieses Zahnsäckchen bei nicht vollständig entwickelten Weisheitszähnen kann Mitursache für Allergien auf Nahrungsmittel, Medikamente und auch Procain sein.

Nicht die Umwelt, die Zähne verursachten Hautausschlag

Mit fünf unvollständigen Wurzelfüllungen erschien die 38jährige Bauerntochter *Ina Sch.* Sie war schon fast zu oft beim Zahnarzt gewesen. Insgesamt trug sie 14 Goldkronen, sogar auf einem toten Weisheitszahn. Ich wußte gar nicht, wo ich anfangen sollte. Außer diesem waren alle anderen Weisheitszähne schon entfernt und hatten – sichtbar im Röntgenbild – Knochenentzündungen hinterlassen.

Eine Knochenentzündung entsteht, wenn beim Entfernen der Zähne die leere Alveole, das leere Zahnfach, nicht gründlich ausgekratzt wird.

Penicillin vergebens

Die Patientin plagten ständig Angina, Nebenhöhlen- und Halsentzündung sowie große Hautflecken am ganzen Körper. Alle Symptome waren mit Penicillin bekämpft worden. Was die Patientin besonders störte: Die Flecken auf der Haut wurden immer besonders rot, wenn sie sich aufregte. Die Ärzte übergingen dieses Hautproblem, da sie es auf ländliche Umgebung zurückführten, auf Kühe und Schweine und den Stallmist. Die Ursache lag aber bei den Zähnen. Die lange andauernde Behandlung, die mit der Revision des Weisheitszahngebiets begann, war nach einem halben Jahr erfolgreich abgeschlossen.

Ein »Paradefall«: Allergie durch Weisheitszähne

Chognat D., ein 18jähriger Student aus Frankreich, kam in meine Praxis, um sich seine Amalgam- gegen Kunststoff-Füllungen auswechseln zu lassen. Er brachte seinen Allergiepaß mit, nach dessen Angaben er eigentlich gegen alles eine Allergie entwickelte. Ich entfernte alle Amalgamfüllungen. Die nötige »Ausleitung der Gifte« wurde von einem Arzt vorgenommen. Der geraume Zeit später durchgeführte Allergietest zeigte aber keine Änderung, und nicht nur das, das Allgemeinbefinden des Patienten verschlechterte sich.

Ich untersuchte wiederum die Zähne des jungen Mannes; seine vier Weisheitszähne waren halb retiniert, d.h. sie waren nur halb aus dem Kiefer herausgewachsen. Wegen Platzmangel hatten sich Taschen gebildet. Das Zahnfleisch hing locker um den Zahn herum, so daß Speisereste in die Taschen gelangen konnten. Dadurch entstand ein Entzündungsherd, aus dem Eiter herauslief. Beim Kieferchirurgen wurden die Weisheitszähne gezogen, das entzündete umliegende Binde- und Knochengewebe entfernt. Schon nach zehn Tagen ließ sich keine Allergie mehr bei dem Studenten feststellen. Er fühlte sich gesund, war fröhlich und leistungsfähig.

Zahnfleischtaschen

Weisheitszähne und tote »Dickdarmzähne«

Ein Fall, wie er sehr oft anzutreffen ist: Die 34jährige *Angelika G.* hatte seit vier Jahren, seit der Geburt ihres ersten Kindes, eine Allergie. Nebenbei hatte sie eine Mandelentzündung und wurde wegen Abwehrschwäche, Schilddrüsenproblemen und heftigem Zahnfleischbluten behandelt. Wegen der »bescheinigten« Allergie war sie von ihrem Arzt zu mir geschickt worden.

Die Lösung war einfach. Alle Weisheitszähne mit ihrem 9er-Gebiet, also 18/19, 28/29, 38/39, 48/49, störten. Die unteren waren dazu halb retiniert, eben nur teilweise aus dem Kiefer herausgewachsen, und wiesen eine sogenannte Tasche, einen Zwischenraum zwischen Zahn und Zahnfleisch, auf, in dem sich durch Essensreste Bakterien ansammelten. Die beiden unteren, für den Dickdarm »zuständigen« Zähne 46 und 36 waren tot und besaßen eine Wurzelfüllung.

Der Kieferchirurg entfernte sie zusammen mit den Weisheitszähnen und den Knochenentzündungen in den 9er-Gebieten. Dabei wurde kein Penicillin – wie üblich – verabreicht, sondern eine homöopathische Begleittherapie eingesetzt: »Traumeel« für die bessere Wundheilung, »Cefasept« zur Hilfe für die angeschwollenen Kieferdrüsen und Harntee als Hilfe für die Niere. Der Erfolg stellte sich bald ein.

Homöopathische Begleittherapie

Nicht ausgewachsene Weisheitszähne

Sabine, 19, hatte entsprechend ihrem Zahnbefund auch körperliche Beschwerden. Sie war vom Hausarzt überwiesen worden und litt unter folgenden Schwierigkeiten: Kreislaufbeschwerden, plötzlich auftretendes Augenproblem, Brummen im rechten Ohr, Rückenschmerzen, Allergien gegen Pflanzenpollen, Hausstaub, Tiere und Antibiotika. Sie stand laufend in ärztlicher Behandlung und erhielt Desensibilisierungsbehandlung und Massagen.

Es zeigte sich: Alle Weisheitszähne waren retiniert, also noch im Kiefer, und Zahn 15, der kleine Backenzahn rechts oben, hatte eine unvollständige Wurzelfüllung. Diesen Zahn entfernte ich ihr; mit Begleitmaßnahmen zog ich außerdem alle zehn Tage je einen Weisheitszahn. Bald war die junge Frau wieder topfit.

Jahrelange Störwirkung der Weisheitszähne

Bei *Karl F.* aus Stuttgart, 45 Jahre alt, waren ebenfalls die Weisheitszähne an Allergien schuld. Bei Tests stellte sich heraus, daß weder die Silber- oder die Gold- noch die Kunststofffüllungen die Allergien auslösten, sondern die Edelstahlteile seiner Prothese. Hauptursache aber waren wiederum die Weisheitszähne. Nach dem Ziehen verschwanden die Allergien, die Hautausschlag an Knien und Ellenbogen hervorriefen. Gegen Hartkäse, Weißwein und verschiedene Gemüse blieb *Karl* allerdings nach wie vor allergisch.

Edelstahl als Allergen

Häßlich roter Hautausschlag

Häßlich roten Hautausschlag hatte seit einem Jahr auch der 44jährige *Gunter R.* – allerdings nur im Gesicht. Er hatte auch eine eitrige Zahnfleischentzündung. Seine Zähne waren meist mit Amalgam gefüllt; doch das war erst einmal zweitrangig. Unter einer Zahnbrücke gedieh nämlich ein heftiger Eiterherd, hervorgerufen durch einen Wurzelrest bei Zahn 16. Der Kieferchirurg nahm sich des Falls an und operierte den Wurzelrest heraus, ebenso die tiefverlagerten Zähne 18 und 28 mit Zahnsäckchen. In den fünf Tagen Aufenthalt in einer Kieferklinik wurde auch die Knochenentzündung bei dem fehlenden Zahn 48 geheilt. Der Allergietest ergab danach, daß Leitungswasser, Zwiebeln und Öl nicht gut für ihn waren. Immerhin: Einen Monat nach der Zahnoperation war der Hautausschlag für immer verschwunden.

Allergisch gegen Leitungswasser

Zement für die Zahnbrücken störte

Wir können nicht alle Metalle vertragen. Typisches Beispiel: *Erich T.*, 50, hatte vor einem halben Jahr zwei Brücken aus Metall bekommen. Seitdem litt er unter Kopfschmerzen, Hautjucken, Schlaflosigkeit und Blasen im Gesicht. Der Hautarzt stellte fest, daß die Brücken Ursache für sein Leiden seien. Die Brücken wurden entfernt, und der Patient bekam als Provisorium Kunststoffbrücken. Seine gesamten Beschwerden waren prompt verschwunden.

Er erhielt später neue Brücken mit einem – von ihm mitgebrachten – Pulver eingesetzt. Doch das Pulver vertrug der Patient nicht. Die neuen Teile überbrückten die Zähne 15 bis 17 und 24 bis 27. Die Schmerzen kamen wieder und verschlimmerten sich. Der Patient wartete ganz unglücklich vier Monate ab, ob die furchtbaren Schmerzen nicht doch abklingen würden; doch nichts tat sich. Als er zur Kontrolle erschien, hatte die Brücke noch sichtbare Lötstellen. Jedenfalls konnte ich an den Metallverbindungen einen Strom messen. Der maximal zulässige Wert wurde deutlich überschritten. Den Zement, der zum Einsetzen der zwei Brücken verwendet worden war, konnte der Patient nicht vertragen. Ich hatte das Material vorher getestet, es war eine Acrylverbindung. Schriftlich erfuhr der Zahnarzt, daß er den Zement für diesen Patienten nicht verwenden dürfe; er tat es dennoch. Die Brücken mußten nun zum zweiten Mal entfernt werden.

Zwölfkarätige Goldkronen

Ein Berufssportler kam zu mir mit seinen Beschwerden, leider etwas zu spät. Er hatte eine Metallvergiftung, die bereits das Rückenmark geschädigt hatte. Der Patient hatte in Ober- und Unterkiefer Metallplatten und dazu noch Kronen. Als ich die Zähne mit den Kronen entfernte, konnte er wenigstens wieder allein einen Löffel heben und selbständig essen.

Rückenmarkschädigung

> Vom Spezialisten ließ ich die Metalle überprüfen: Die Goldkronen waren zwölfkarätiges Gold, was in Deutschland zur Zahnbehandlung gar nicht erlaubt ist. Erst ab 18 Karat darf Gold für zahnärztliche Zwecke verwendet werden. Auch die Metallplatten stammten aus dem Ausland und enthielten 72% Kobalt, Gift für den Patienten.

Körpernarben

Barbara G., 30, hatte seit Jahren folgende lange Liste von Beschwerden:

- Darmprobleme (schlechte Verdauung, Blähungen, Völlegefühl),
- Unverträglichkeit von Fett,
- allergisches Asthma, oft im Zusammenhang mit psychischen Belastungen,
- arthritische Beschwerden in Knie und Hüfte,
- Metallgeschmack im Mund nach dem Husten,
- schlechte Nerven,
- Schmerzen im rechten Ellenbogen.

Bei der Patientin wurden alle vier Weisheitszähne entfernt. Daraufhin fiel ihr das Atmen wieder leichter, und die ersten beiden Beschwerdepunkte ihrer langen Liste konnten wir streichen. Nur die rechte Hüfte schmerzte noch.

Nach zwei Jahren kam das fröhliche »Nervenbündel« wieder in meine Praxis. Das untere rechte Weisheitszahngebiet war schlecht verheilt, auch war jetzt ihr Zahn 17, rechts oben, beherdet. Die Schmerzen in der rechten Schulter, dem rechten Ellenbogen und der rechten Hüfte hatten ihre Ursache im rechten oberen Backenzahn 15, der tot und wurzelgefüllt war. Diesen Zahn hatte die Patientin bis jetzt nicht entfernen lassen wollen. Sobald aber der Organismus gesünder ist, registriert er besser alle jene Feinheiten, die das Allgemeinbefinden stören. Beim Lebensmitteltest zeigte sich jetzt noch eine Unverträglichkeit von Bananen – wie übrigens bei vielen Menschen.

> Vor allem fanden wir aber noch im Rahmen der Herdsuche ihre vielen Narben als Störfelder in ihrem Körper. Die Narbe der Pockenschutzimpfung am rechten Oberarm und Narben an der linken Backe, an Fingern der linken Hand, am linken Fuß und am rechten Schienbein waren Störfelder, die erfolgreich vom Neuraltherapeuten behandelt wurden.

Störende Weisheitszähne während der Wachstumsphase von 13 bis 24

Andreas S., 30jähriger Student, erschien in meiner Praxis mit der ganzen Familie. Ihm konnte geholfen werden. Er hatte seit dem 24. Lebensjahr eine »schwache Psyche«, wie er es selbst beschrieb. Das war nicht verwunderlich, da er noch drei Weisheitszähne hatte, die wegen Platzmangel auf die Knochen und Nerven drückten und dadurch eine Entzündung verursachten. Rechts war ein Weisheitszahn schon ent-

Nervenentzündung durch Druck

fernt worden und hatte eine klassische Knochenentzündung hinterlassen. Schmerzen in den Knien und eine Kurzsichtigkeit, die mit 17 Jahren eingesetzt hatte, waren auch durch die Weisheitszähne verursacht worden.

Dieser Student, der im Studium nicht so recht vorankam, hätte schon längst einen Zahnarzt für Herdforschung aufsuchen sollen, denn die körperlichen Beschwerden überforderten ihn schon. Er brachte seinen Allergietestbefund mit. Auf einer langen Liste stand, welche Lebensmittel er nicht mehr vertrug. Allein dies zu befolgen, ist eine Beschäftigung und ein Leiden für sich.

Migräne durch Zähne

Wenn Kopfschmerzen und Migräne plagen, ist manchmal der obere Weisheitszahn schuld. Er drückt auf den Gesichtsnerv, was sich wiederum durch einseitige Kopfschmerzen bemerkbar macht. Gerade wenn in regelmäßigen Zeitabständen solche »Explosionen« im Kopf auftreten, deutet dies darauf hin, daß Zahnherde die Ursache sind.

Die Weisheitszähne haben nämlich in Zeitabständen von einem Monat Wachstumsschübe, und dabei drücken sie den Gesichtsnerv – wodurch unter Umständen die Kopfschmerzen entstehen.

Die Ursachen für Migräne können sehr vielfältig sein. Es wäre bei Migräne falsch, eine Zahnerkrankung für die einzige Ursache zu halten. Manchmal kommen Probleme in der Ernährung oder im Hormonhaushalt hinzu.

Unter den schier unendlich vielen Ursachen zeigten sich in meiner Praxis auch Nahrungsmittel als Verursacher. Der Genuß von Konfekt, Weißwein oder bestimmten Käsesorten, vor allem Hartkäse, kann

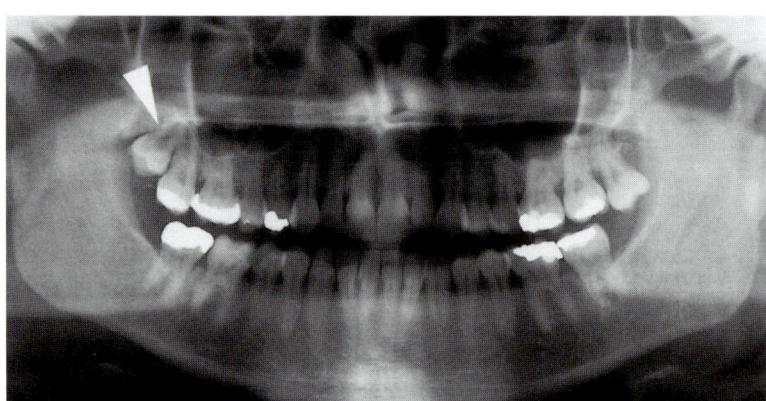

Abb. 19
Ein Migränefall. Patientin mit starken rechtsseitigen Kopfschmerzen. Weisheitszahn 18 ragt in die Kieferhöhle (Pfeil).

Migräne nach sich ziehen. Die Zusammenhänge sind bislang immer noch wenig erforscht.

Fünf typische Fälle: Migräne durch Weisheitszähne

Edith K. litt an Migräne, häufigen Kopfschmerzen und Schlaflosigkeit. Die Weisheitszähne 28 und 38 waren verlagert und wurden auf meinen Rat hin operativ entfernt. Seither ist die Frau völlig ohne Kopfschmerzen und schläft so gut wie nie zuvor.

Die 25jährige *Sabine L.* litt seit fünf Jahren an Migräneanfällen. Ihr Problem war schnell beseitigt. Die verlagerten und retinierten Weisheitszähne 18 und 28 wurden entfernt, wobei bei Region 28 noch eine sogenannte Follikelzyste entfernt werden mußte. Die Patientin ließ alles unter Narkose in einer Klinik operieren. Acht Tage danach verließ sie die Klinik und hatte keine Migräneanfälle mehr.

Migräne, verbunden mit Kreislaufbeschwerden, hatte die Patientin *Andrea Z.*, die Dutzende von Ärzten besucht hatte; keiner konnte die Ursache finden. Die 34jährige hatte im Mund den Weisheitszahn 18 mit erweitertem Periodontalspalt, dazu eine Wurzelhautentzündung. Zahn 48 zeigte eine erbsengroße Aufhellung. Eine Testinjektion verdeutlichte, daß beides Ursache für Migräne und Kreislaufbeschwerden war. Das Ziehen der Zähne brachte dauerhafte Heilung.

Seit dem 16. Lebensjahr litt *Gregor S.* an Kopfschmerzen, die er nun schon zwei Jahre lang mit sich herumschleppte. Der Röntgenbefund zeigte, daß bei ihm die Weisheitszähne vereitert waren. Das Herausoperieren brachte völlige Beschwerdefreiheit.

Sogar über Gleichgewichtsstörungen, einen dumpfen Schmerz an der Stirn und andere Kopfschmerzen klagte *Ulrich S.* Dazu kamen Beschwerden am rechten Knie und Rückenschmerzen. Die Weisheitszähne 18, 28 und 38 hatten eine erweiterte Wurzelhaut und wurden gezogen. Die Extraktion des Zahns 35, der wurzelgefüllt war und eine erbsengroße Knochenverdichtung aufwies, ließ auch die Gelenkschmerzen verschwinden.

Sogar Gleichgewichtsstörungen

Ein Moskauer Paradefall: Migräne einer jungen Frau

Vor einigen Jahren hielt ich an der Universität in Moskau vor Internisten und einigen Zahnärzten einen Vortrag über Zahnherde im allgemeinen und Weisheitszähne im besonderen. Ungläubig reagierten die Spezialisten auf die Zusammenhänge. Da betrat eine blonde 34jährige Russin den Raum und bat um eine Schmerztablette. Sie hatte

Migräne an der linken Kopfseite und kam wohl öfter in diese Klinik. Ich hatte gerade darüber referiert, daß Migräne und Depressionen bei Frauen vorwiegend in der Lebensspanne vom 13. bis 24. Lebensjahr beginnen.

Der Direktor der Abteilung und ich fragten die junge Frau, seit welchem Lebensjahr sie die Migräne habe. Das war jetzt genau unser Fall, beispielhaft für die Zuhörer, denn die Migräne hatte sie seit dem 23. Lebensjahr. Fast zu forsch meinte ich, dann habe sie noch den oberen linken Weisheitszahn, der wie bekannt jeden Monat einen Wachstumsschub erlebt, der aus dem Kiefer herauswachsen möchte und somit auf das umliegende Gewebe mit den darin enthaltenen Nerven drückt. Dadurch werden auf irgendeine Art Schmerzen auch in entfernteren Teilen des Körpers verursacht.

Gespannt schauten die Ärzte und ich in den Mund der Patientin und fanden dort die Bestätigung. Der Weisheitszahn 28 hatte einen Zwischenraum zum vorletzten Zahn, dem Zahn 27, mit fast schon eitriger Entzündung. Der Zahn wandte sich von der Zahnreihe und dem Kiefer nach hinten weg. Der Migränekopfschmerz war also in diesem Fall tatsächlich ausgelöst durch den Druck des Weisheitszahnes auf den Trigeminusnerv. Der Weisheitszahn 28 entpuppte sich als Ursache der Kopfschmerzen, die mit dem 23. Lebensjahr begannen und unter denen sie nun schon elf Jahre litt.

Eine Demonstration par excellence

Migräne, Gelenkschmerzen, Herz- und Kreislaufbeschwerden

Dem 24jährigen Studenten *Wolfgang W.* aus Österreich konnte ebenfalls schnell geholfen werden. Er war von einem Arzt zur Elektroakupunktur geschickt worden. Der junge Patient hatte Migräneanfälle, zeitweilig nur leichte Kopfschmerzen, aber vor allem Schmerzen an allen Gelenken. Ferner hatter er Herz- und Kreislaufbeschwerden, ohne daß in einer Röntgenuntersuchung und einer Thoraxübersichtsaufnahme ein krankhafter Befund festgestellt wurde. Der Student wies drei halb heausgewachsene Weisheitszähne mit abgerundeten oder verkürzten Wurzelspitzen auf.

Diese sogenannten retinierten Zähne 28, 38, 48 wurden entfernt, das leere Zahnfach gründlich ausgefräst und von weichen Knochenmassen gereinigt. Bei dem fehlenden Zahn 18 war aber nicht so exakt vorgegangen worden; von diesem vier Jahre zuvor entfernten Weisheitszahn war eine erbsengroße Knochenentzündung zurückgeblieben, die nun operiert werden mußte. Der »Dickdarmzahn« 16 war tot und hatte ein Granulom an der Wurzelspitze. Dieser Zahn und der beherdete wurzelgefüllte Zahn 25 wurden entfernt. Die Migräneanfälle verschwanden daraufhin.

Migräne und Rückenschmerzen

Aus Norddeutschland kam der Finanzmakler *Carsten B*. Ihm machten seit sechs Jahren Rückenschmerzen und Migräne zu schaffen. Vor vier Jahren wurden Gallensteine entfernt. Seit zwei Jahren litt er unter allgemeiner Antriebsschwäche. Diagnose: chronische Ostitis in Region 38 und retinierte obere Weisheitszähne 18 und 28.

Die drei nötigen Operationen wurden sofort durchgeführt. Der seitliche Schneidezahn 12 fehlte und hatte im Knochen eine Restostitis, die auch entfernt wurde. Der mittlere obere Schneidezahn war erstklassig wurzelgefüllt bis an die Wurzelspitze, hatte keine Knochenentzündung an der Wurzelspitze und sah im Röntgenbild einwandfrei aus. Dennoch war er die Ursache der Rückenschmerzen. Eine Injektion an die Wurzelspitze dieses Zahns nahm gleich für mehrere Stunden die Rückenschmerzen. Glücklich entschied der junge Mann, daß dieser mittlere Schneidezahn entfernt werden solle, was selten jemand möchte, schließlich gehört viel Mut dazu. Aber das jahrelange Leiden war wohl auch groß gewesen.

Erstklassiger Zahn schuld

Die oberen 5er

Bei einer Fluggesellschaft arbeitete der 40jährige *Richard D*. Seit zwei Jahren plagte ihn Migräne, und plötzlich konnte er nur noch schlecht sehen. »Fokussuche« hieß der Auftrag auf dem Überweisungsschein, womit sein Augenarzt ihn umsichtig schon in die richtige Richtung geschickt hatte. Der Patient hatte bei Zahn 15 im rechten Oberkiefer einen wurzelgefüllten Zahn. Diese Wurzelfüllung war unvollständig. An der linken Seite an gleicher Stelle war ihm der Zahn 25 schon entfernt worden, geblieben war ein erbsengroßer Wurzelrest mit einer Knochenentzündung rundherum. Zahn 15 und 25 wurden operiert und mit Procaininjektionen in regelmäßigen Abständen nachbehandelt. Die Sehstörungen und die Migräne waren gleich verschwunden. Nachgelassen hat auch sein Nasenlaufen, das immer bei Anstrengung und Aufregung auftrat.

Nasenlaufen ließ nach

Besser sehen durch gesunde Zähne

Manche meiner Patienten kamen mit einer Überweisung vom Augenarzt. Auf dem Überweisungsschein stand dann Iritis oder Iridozyklitis. In beiden Fällen handelt es sich um eine Form von Augenentzündung.

Auch an einer Entzündung der Augen kann ein beherdeter Zahn beteiligt sein. In Frage kommen die oberen Eckzähne 13 und 23, die oberen kleinen Backenzähne 14 und 15 sowie 24 und 25 – und natürlich die Weisheitszähne. Auch plötzlich nachlassende Sehfähigkeit kann von einem Zahnherd herrühren.

Doppelbilder

Doppelbilder sah *Monika F.*, 35, Musiklehrerin. Die Patientin war zeitweise von ihrer Tätigkeit an der Musikhochschule freigestellt worden, weil sie wegen der Doppelsichtigkeit nicht mehr lesen konnte. Außerdem hatte sie Gefühlsstörungen im Bereich des rechten Mundwinkels,

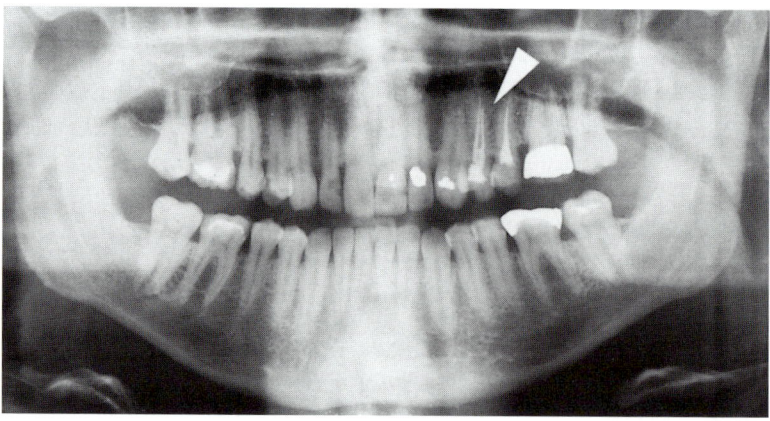

Abb. 20
Patient mit linksseitiger Iridozyklitis (Augenentzündung). Der Patient war am Erblinden. Die Zähne 24 und 25 sind sorgfältig wurzelgefüllt (Pfeil) und stören trotzdem. Nach Extraktion der beiden Zähne verschwand die Iridozyklitis vollständig.

der rechten Wange und der rechten Zungenhälfte. Der linke Augapfel schmerzte bei geringer Bewegung.

Ärztliche Diagnose: Schub einer Gehirnhautentzündung (Encephalomyelitis disseminata). Drei Wochen lang wurde sie in einer neurologischen Klinik untersucht und behandelt – ohne Erfolg. Die Ärzte vermuteten eine chronische Nervenentzündung. Eine Liquoranalyse deutete wirklich auf eine Entzündung, die auf den Sehnerv drückte. Daraufhin wurde die Frau mit Cortison behandelt. Drei Monate lang ging das so – bis sie in meine Praxis kam.

Diagnose Gehirnhautentzündung

Der Röntgenstatus ergab, daß alle Weisheitszähne verlagert waren und tief im Knochen saßen. Zahn 23, der obere Eckzahn, ruhte ebenso noch im Kieferknochen, war nicht herausgewachsen. Dort befanden sich noch ein Milchzahn und ein Zahnsäckchen.

> Der Eckzahn war als Krankheitsursache für die Augenprobleme anzusehen, da dieser Zahn auf den Gesichtsnerv drückte und noch das Zahnsäckchen hatte.

Alle Weisheitszähne, der Eckzahn mit Hülle und der Milchzahn wurden herausoperiert. Nach zwei bis drei Monaten war das Doppelbildersehen ganz verschwunden.

Linker Weisheitszahn, linkes Auge

Die 34jährige Lehrerin *Sylvia P.* stellte mit Schrecken einen Monat nach dem Sommerurlaub eine verstärkte Sehstörung am linken Auge fest. Vor Jahren hatte sie schon einmal darunter gelitten. Augenarzt und Heilpraktiker fanden keine Ursache. Die linken Unterkieferdrüsen waren geschwollen, und auch die linke Schulter schmerzte.

Die Lösung: Beim fehlenden Weisheitszahn links unten wuchs eine kirschkerngroße Zyste. Der Herdtest nach *Dr. Voll* zeigte an, daß dies tatsächlich der gesuchte Herd war. In der Kieferklinik wurde die Zyste entfernt, und die Sehfähigkeit stellte sich sofort wieder ein. Die Patientin hatte keine gesundheitlichen Probleme mehr.

Trotzdem erschien sie noch einige Male in meiner Praxis, denn im linken Oberkiefer war der Zahn 24 tot und hatte eine Wurzelhautentzündung. Der »Nierenzahn« 22, oben links, hatte eine Pulpitis, eine Entzündung der Pulpa, und war im Begriff abzusterben.

> Das Erlebnis, allein aufgrund einer Zahnbehandlung plötzlich wieder besser sehen zu können, hatte sie von der Richtigkeit der Beziehungen zwischen Zähnen und Organen überzeugt.

Ein halbes Jahr später – ohne daß wieder Beschwerden aufgetreten waren – ließ sie sich auch die Zähne 22 (einen seitlichen Schneidezahn!) sowie 24 (einen vorderen Backenzahn) entfernen, um weiterhin gesund zu bleiben.

Gesunde Augen durch Entfernung der Weisheitszähne

Die 25jährige *Eva Maria C.* plagten seit zehn Jahren (medizinisch unbegründete) Bauchschmerzen und eine unregelmäßige Periode. Ebenso konnten die Ärzte keinen Grund für ihre zeitweise auftretende Sehschwäche finden.

Schuld waren die Weisheitszähne. Der rechte oben war schon entfernt worden und hatte eine erbsengroße Knochenentzündung hinterlassen. Der linke oben hatte eine Wurzelhautentzündung, und die unteren waren erst vor einem Jahr etwas sichtbar geworden, also halb retiniert. Sie schmerzten schon, aber es hatte sich kein Zahnarzt gefunden, der sie entfernen wollte. Beide Zähne reichten mit den Spitzen bis zum Kieferkanal, was im Röntgenbild gut sichtbar war, und drückten damit auf den Gesichtsnerv an beiden Seiten. Dieser Nerv versorgt das ganze Gesicht und insbesondere die Augen.

»Nervöses« Augenzucken

Unkontrollierte Zuckungen am linken Auge hatte die 45jährige Steuerberaterin *Anne W.* Dazu kamen starke Kopfschmerzen und Blasenbeschwerden. Ich gab ihr eine Testspritze am linken oberen Weisheitszahn – und das Zucken verschwand für einige Stunden. Dieser Test beeindruckte sie so sehr, daß sie mit allen Maßnahmen einverstanden war, die ich empfahl.

Der Weisheitszahn 28 wurde gleich entfernt. Er hatte noch ein schneeweißes Zahnsäckchen an der Wurzelspitze. Dieses zu entfernen, wird beim Ziehen oft vergessen. Auf dem Röntgenbild war Zahn 28 in Ordnung; er hatte keine Aufhellung und hätte eigentlich nicht entfernt werden müssen. Der spätere histologische Befund deutete aber auf eine Entzündung hin und brachte den Beweis für eine Zyste im Kiefer. Wegen der Blasenbeschwerden wurde dazu der Weisheitszahn 38 entfernt, und an die Zähne 12 und 22, die für die Blase »zuständig« sind, wurden Heilinjektionen gespritzt. Vier Heilinjektionen reichten aus, um Kopfschmerzen und Blasenbeschwerden verschwinden zu lassen. Und auch das Augenzucken war für immer weg.

Betäubungsinjektionen aktivieren Weisheitszahn

Es begann nach einer Zahnbehandlung: Der 24jährige *Siegfried Sch.*, Student, sollte an den unteren beiden linken Backenzähnen eine Goldfüllung erhalten. Dazu injizierte ihm der Zahnarzt links unten eine Betäubungsspritze. Hinter diesen Zähnen befand sich aber noch der etwas sichtbar im Kiefer liegende Weisheitszahn. Dieser wurde anscheinend von der Injektion aktiviert. Zwei Tage später merkte der Student mitten in einer Vorlesung, daß ihm »das Tafelbild mit einem Auge klarer erschien als mit beiden«. Er schob dies auf seine zu schwache Brille. Erst eine Woche später bestätigte sich, daß er doppelt sah. Der Arzt hatte zu Ruhe geraten, weshalb sich Siegfried eine Woche ins Bett legte. Es besserte sich nichts, worauf der Student in die Universitätsklinik eingeliefert wurde. Fünf Tage erhielt er Cortison-Tropfinfusionen. Erfolg: Es stellten sich zusätzlich Kopfschmerzen ein, unter denen Siegfried früher nie zu leiden hatte. Der zuständige Arzt antwortete auf Fragen nur ausweichend.

Ratlose Ärzte

Gegen ärztlichen Rat nahm ihn seine Mutter schließlich aus dem schwäbischen Krankenhaus und brachte ihn zu mir nach München. Auf dem Röntgenbild sah ich, daß Zahn 38 und 48 je eine Zyste an der Wurzelspitze hatten. Sie wurden entfernt. Am folgenden Tag erhielt der Patient in die noch offenen Zahnwunden Heilinjektionen. Insgesamt drei Tage nach dem Eingriff waren Doppelsichtigkeit und Kopfschmerzen verschwunden. In der Zahnklinik wurden später noch die oberen, ganz im Kiefer liegenden beiden Weisheitszähne entfernt.

Die jahrelange Ölkur störte Galle und Augen

Die aus Dänemark stammende 30jährige *Anne R.* klagte über eine beginnende Netzhautablösung. Ihre gesamten Beschwerden, wie die Schmerzen an der Schulter und ihr Augenproblem, lagen auf der rechten Körperhälfte. Rechts hatte sie im oberen Weisheitszahngebiet bei Zahn 18, der entfernt worden war, eine erbsengroße Restostitis. Das gleiche zeigte sich am rechten Unterkiefer im Weisheitszahngebiet 48. Dieses Zahngebiet ist auch für Allergien »zuständig«. Schließlich litt die Frau bereits an mehreren Allergien.

Außerdem hatte sie seit einem Jahr eine Ölkur gemacht und mehrmals täglich den Mund eine Viertelstunde lang mit Olivenöl gespült. Die Idee bei dieser Kur ist, den Körper zu entgiften. Für einen kurzen Zeitraum kann das tatsächlich eine effektive Behandlung sein. Doch mit einer Behandlungszeit von einem Jahr hatte sie ihrer Gesundheit eher geschadet. Die Gallenblase, die das Öl verarbeitet, und das Auge

Gallenblase und Auge

sind Organe, die im Zusammenhang zu betrachten sind. So war es nicht verwunderlich, daß sich ihr Augenleiden verschlechterte.

Der Gesundheitszustand änderte sich sofort, als die Patientin die Ölkur abbrach und die Knochenentzündungen der Weisheitszahngebiete entfernt wurden. Die Frau war überglücklich, daß die Netzhautablösung zum Stillstand gekommen war und sie wieder gut sehen konnte.

Augenerkrankung durch einen toten Zahn

»Iridocyclitis aufgrund einer Herdinfektion«, so stand auf dem Überweisungsschein, mit dem der Augenarzt seinen Patienten *Konrad P.* überwies. Dieser litt unter einem zu hohen Augeninnendruck. Würde nichts geschehen, könnte *Konrad P.* erblinden. Immerhin war es schon so weit, daß der Patient seine Umgebung nicht mehr richtig wahrnehmen konnte. Ich untersuchte sämtliche Zähne und stellte gleich fest, daß der Zahn 24 tot war. Dieser kleine Backenzahn hinter dem Eckzahn besitzt zwei sehr schmale, feine Wurzeln, die beim Ziehen leicht abbrechen. Der Zahn wurde gezogen, samt den Wurzeln. Außerdem entdeckte ich einen Wurzelrest bei Zahn 47. Mehrere Heilinjektionen an sechs anderen Zähnen komplettierten die Behandlung. *Konrad P.* konnte schon bald wieder beschwerdefrei sehen. Eigentlich war dies ein einfacher Fall.

Augenstörung durch eine Zyste im Oberkiefer (bei 24 und 25) und zu viele Augentropfen

Mit großem Vertrauen erschien die 47jährige Gymnasiallehrerin *Christa Sch.* in meiner Praxis. Ihre Sehkraft ließ immer mehr nach, und sie litt unter dauernder Erschöpfung und Kraftlosigkeit. Sie sagte, wenn es so weitergehe, müsse sie vorzeitig aus ihrem geliebten Beruf ausscheiden. Das linke Auge war besonders betroffen. Auf der linken Gesichtshälfte hatte sie am Oberkiefer in Richtung Kieferhöhle bei Zahn 24, 25 einen Wurzelrest mit erbsengroßer Zyste. Links im Unterkiefer war der Zahn 37 nur unvollständig wurzelgefüllt. Gleichartige Wurzelfüllungen saßen auch in den Zähnen 46 und 14, also auf der rechten Gesichtshälfte.

Drohende vorzeitige Pensionierung

Die Entfernung dieser Herde war erfolgreich, aber beseitigte nicht alle Beschwerden. Daher bat ich die Patientin, ihre Medikamente mitzubringen – und tatsächlich fand ich so das Übel.

! Seit acht Jahren träufelte sie täglich unkontrolliert Cortisontropfen in die Augen. Es zeigte sich, daß diese für sie Gift waren. Wahrscheinlich waren die Tropfen damals, als sie ihr verordnet wurden, notwendig, hatten jedoch wohl bereits nach kurzer Zeit ihre Funktion erfüllt. Ihr Hausarzt war entsetzt, daß sie ohne sein Wissen diese Tropfen so lange benutzte!

Tote Zähne 22 und 24

Eine 25jährige Patientin konnte seit einem Monat auf dem linken Auge nicht mehr richtig sehen. Dieses Phänomen war bereits einige Jahre zuvor kurzzeitig aufgetreten – nach einer Urlaubsreise. Die Patientin konnte Hitze schlecht vertragen.

Im Anschluß an den Urlaub

Der Befund im Mund: Zahn 13 fehlte, nach seiner Extraktion war eine Knochenentzündung zurückgeblieben. Bei Zahn 22 – dem »Nieren- und Blasenzahn« – befand sich eine Wurzelhautentzündung. Zahn 24 (der Zahn für die innere Ordnung) war nicht mehr vital. Bei Zahn 48 – dem rechten unteren Weisheitszahn – fand sich gar eine Zyste, die wahrscheinlich mit dem Problem des linken Auges zusammenhing. Die Zyste wurde zuerst entfernt – und das Auge besserte sich etwas. Bei Zahn 22 und 24 gab ich eine Testspritze mit Procain. Sofort fühlte sich die Patientin wohler und konnte besser sehen. Daraufhin riet ich ihr, diese beiden toten Zähne entfernen zu lassen. Seitdem hat sie kaum noch Sehbeschwerden. Allerdings treten bei Streß oder starker Hitze ihre Sehprobleme kurzzeitig wieder auf.

Als habe das Auge Urlaub

Die Hausfrau *Walburga B.* litt unter einer Spannung am rechten Auge. Bei grellem Licht konnte sie gar nichts wahrnehmen, oftmals tränten ihre Augen grundlos. Ganze zehn Jahre verschlimmerte sich dieser Zustand in kleinen Schritten, dann kam sie in meine Praxis. Hier ihr Bericht:

»Ich habe mir die Amalgamfüllungen in zwei Etappen entfernen lassen. Als die auf der rechten Seite heraus waren, konnte ich nach etwa 20 Minuten – obwohl die Betäubungsspritzen noch wirkten – an meinem rechten Auge eine unwahrscheinliche Entspannung feststellen. Es war so, als hätte das Auge Urlaub. Erst wollte ich es gar nicht glauben. Ich konnte mein rechtes Auge weiter öffnen und unverkrampft ins Tageslicht schauen.« Sie beschrieb, daß sie Gold und Amalgam seit 15 Jahren im Mund hatte, oft sehr müde und abgespannt war. Mit dem Heraus-

Ein Amalgam-Fall

nehmen des schädlichen Amalgams in der zweiten Etappe kam die endgültige Besserung des gesamten Gesundheitszustands – besonders aber der Augen.

Ein Metallbügel hinter den Frontzähnen, eine Narbe am linken Oberarm

Augeninnendruck

Betty H. war seit anderthalb Jahren beim Augenarzt. Der Innendruck ihres linken Auges stieg immer weiter an (Wert 27 bei Normalwert 10 bis 16 mmHg). Um den Druck zu normalisieren, mußte sie täglich Tropfen nehmen. Als sie in meine Praxis kam, testete ich sie erst einmal mit dem Dermatron (*Voll*-Gerät) aus. Ergebnis: eine Entzündung im Oberkiefer – hervorgerufen durch das Metallstück der Zahnbrücke. Diese ungewöhnliche Brücke hatte zur Stabilisierung einen (überflüssigen) Metalldraht hinter den oberen Schneidezähnen auf dem Gaumen aufliegen, so daß beide Kieferhälften an diesen Stellen, wo sie frei sein sollen, miteinander verbunden waren.

Ich sägte den Metalldraht durch und entfernte ihn ganz. Das unangenehme Schmerzgefühl am Auge verschwand sofort. Die Störstellen am Gaumen erhielten Impletolinjektionen. Nicht nur das: Ich entdeckte die Narben am linken Oberarm, die die Frau seit dem achten Lebensjahr hatte. Diese Narben erhielten Neuraltherapie. Einen Tag nach dieser Behandlung hatte *Betty* einen Termin bei ihrem Augenarzt. Der stellte fest:

> Der Augeninnendruck war jetzt auch ohne Tropfen normal – und ist es bis heute geblieben.

Hören, Sehen und Herde im rechten Oberkiefer

Für seine 75 Jahre war der frühere Klinikchef *Dr. Dr. Kurt K.* noch recht rüstig. Doch auf dem rechten Ohr konnte er schlecht hören und am rechten Auge vermindert sehen. Seine Kollegen meinten, dies sei altersbedingt, da lasse sich nicht mehr viel machen. So kam er in meine Praxis. Das Ergebnis der Röntgenaufnahme zeigte vier Herde am rechten Oberkiefer. Die drei Zähne 11, 13 und 17 hatten unvollständige Wurzelfüllungen, an Zahn 16 sah ich ein erbsengroßes Granulom. Der Weisheitszahn 38 war entzündet. Die Herde wurden entfernt, worauf sich Hör- und Sehfähigkeit schlagartig besserten. Aber was der Herr Doktor mir verschwiegen hatte: Auch das Schwindelgefühl beim Gehen war verschwunden.

Schwindel ade!

Eine mit Amalgam beschwerte Prothese

Frau E., Schriftstellerin, erlebte innerhalb weniger Wochen eine solche Verschlechterung ihrer Sehkraft, daß sie nur noch in Begleitung auf die Straße gehen konnte. Ein Besuch beim Augenarzt half ebensowenig wie die Visite bei einem Heilpraktiker – der die alte Dame, weil er nicht weiterwußte, zu mir schickte. Ich gab *Frau E.* eine Heilinjektion an den Zahn 23, aber auch an Zahn 24 und 28. Aus der Unterkieferprothese ließ ich das Amalgam entfernen. Zur Beschwerung der Prothese nutzte man früher das Gewicht von Amalgam. Innerhalb von nur vier Wochen besserte sich die Sehkraft wieder so weit, daß die Patientin allein öffentliche Verkehrsmittel benutzen konnte.

Prothesen-Beschwerung

Ein zu groß geratener Metallbrückenanhänger

Die 63jährige Patientin *Gerda F.* hatte seit fünf Jahren sporadisch auftretende Schmerzen an der rechten Gesichtshälfte, die bis in Nase, Ohr und Auge ausstrahlten. Am Abend war das rechte Auge wie gelähmt, wie sie schrieb. Um für die Patientin Schmerzfreiheit zu erreichen, wurde schon vieles getan und alles vorher getestet. So war rechts oben der sauber gefüllte Eckzahn 13 gar nicht schuld an den Schmerzen. Aber, was bisher noch nicht vermutet worden war, die Brückenaufhängung bei 17 (also oben rechts im großen Backenzahngebiet) drückte mit ihrem Metallteil auf den Kieferknochen und verursachte eine Knochenentzündung. Mit einer Testspritze war das schnell zu ermitteln. Hier wurde die Brücke entfernt und die Knochenentzündung wegoperiert. Schlagartig waren alle Probleme gelöst.

Vom Hals-Nasen-Ohren-Arzt zum Zahnarzt

Im HNO-Bereich ist besonders im Fall von chronischen Kiefer-
höhlenentzündungen immer an eine Beherdung der oberen Zähne
– ganz besonders auch der oberen Weisheitszähne – zu denken.
Diese sind im übrigen auch für die Ohren zuständig.

Schiefhals (Torticollis)

Eine Erkrankung, die vom Hals-Nasen-Ohren-Arzt behandelt wird, ist
der Schiefhals (Torticollis). *Hermann Ch.*, ein 19jähriger Lehrling, litt
seit eineinhalb Jahren an Torticollis; den Kopf mußte er immer nach
links gebeugt halten. Ein Vierteljahr hatte er bereits im Krankenhaus
verbracht; nun nahm er dreimal täglich starke Schmerzmittel (Amuno)
ein. Meine zahnärztliche Untersuchung ergab, daß alle vier Weisheitszähne noch verlagert im Kiefer saßen und links unten der Backenzahn
36 tot und beherdet war. Dieser Zahn wurde gleich von mir entfernt,
und für rund drei Wochen war der Patient schmerzfrei.

Mit starken Schmerzen erschien *Hermann Ch.* wieder in meiner
Praxis. Zu einem Röntgentermin wurde er von seinem Vater begleitet.
Dieser kräftige und erfolgreiche 42jährige Unternehmer rückte um-
ständlich seinen Stuhl zurecht, um das Röntgen beobachten zu können
– für den erheblichen Lärm, der er dadurch verursachte, entschuldigte
er sich: Er könne seinen Kopf nicht nach rechts drehen und müsse sich
deshalb erst zurechtsetzen, um sehen zu können. Ich dachte daraufhin,
der etwas schmächtige Hermann wolle seinen kräftigen Vater nach-
ahmen, halte deshalb den Kopf wie jener, eben nach links gebeugt, und
aus diesem Grund würde es wohl nichts helfen, die Weisheitszähne zu
ziehen.

Vater als »Vorbild«?

Dennoch wurde der horizontal auf dem Nervenkanal liegende Weisheitszahn 38 entfernt. Zwischen diesem Zahn und dem Unterkiefer-
nerv, dem Trigeminusast, war kein Knochen mehr, nur noch ein
dünnes Häutchen. Nach der Operation verschwanden schlagartig der
Schiefhals und die damit verbundenen Schmerzen. Eine Röntgenuntersuchung bei dem 42jährigen Vater des jungen Patienten, dem
»Vorbild« für dieses Leiden, wie ich zunächst dachte, zeigte einen ebenso auf dem Nervenkanal bzw. Trigeminusnerv liegenden Zahn 38.

Seit 20 Jahren nicht mehr durch die Nase geatmet

Ein 50jähriger Architekt schien besonders große Angst vor dem Zahnarzt zu haben – vor jeder Sitzung genehmigte er sich ein Glas Alkohol. Seit 20 Jahren litt er unter Verstopfung der Nase und hatte bereits viele Ärzte konsultiert, bis hin nach New York; doch gebessert hatte sich nichts. Ich gab ihm zwischen Zahn 23 und 24 eine Heilinjektion als Test – und sofort konnte er durchatmen.

Ursache für die Beschwerden war der tote Zahn 24 mit einer nicht ganz erbsengroßen Aufhellung an der zum Gaumen hin gewandten Wurzel. Dieser Zahn ist schwer zu diagnostizieren und noch schwerer zu ziehen. Normalerweise hat er zwei Wurzeln, bei meinem Patienten aber hatte er drei; die dritte Wurzel mußte gesondert entfernt werden. Nach diesem Eingriff konnte der Architekt auf Dauer wieder durch die Nase atmen – nur gelegentlich trat morgens eine Behinderung des freien Nasenatmens auf. Wegen Heilinjektionen kam er noch jahrelang zur Behandlung.

Drei Zahnwurzeln beim 24er

Heuschnupfen, Niesreiz, Rachenentzündungen und Bronchitis

Die 32 Jahre alte Apothekerin *Uta Sch.* mußte eine lange Anfahrt in Kauf nehmen, um zu mir zu kommen. Sie hatte den ganzen Mund voller Goldfüllungen und gehofft, durch die Entfernung aller Amalgamfüllungen jetzt gesund zu sein. Die Goldfüllungen wurden mit dem Metalltestgerät überprüft; sie waren für die Patientin richtig und verträglich ausgewählt. Ihre Probleme waren – wie schon vor der Amalgamentfernung – Heuschnupfen mit Niesreiz, Rachenentzündungen und Bronchitis. Zeitweise kamen noch Kreislaufstörungen und niedriger Blutdruck verbunden mit Mattigkeit hinzu.

Der DMPS-Urintest ergab, daß sie immer noch dreifach erhöhte Quecksilberwerte und dreifach erhöhte Kupferwerte durch die langjährig liegenden Amalgamfüllungen hatte. Mit ausleitenden Medikamenten konnte man dies behandeln. Wegen ihrer häufigen Krankheiten wollte *Uta Sch.* schon den Beruf aufgeben. Es war nicht nötig: Schuld waren nur zwei tief im Kiefer liegende Weisheitszähne, links oben und unten. Beide Zähne wurden entfernt, die Zahngebiete mit Heilinjektionen versehen. Nach anderthalbjähriger Beobachtung ist der Rachen noch manchmal entzündet, aber der frühere starke Schnupfen und der Heuschnupfen sind ganz verschwunden.

Quecksilber- und Kupferspiegel

Der Verstand will es nicht wahrhaben

Die Patientin *Christine F.*, 45, spürte ihre Beschwerden vorwiegend auf der linken Gesichtshälfte. Sie schrieb auf den Aufnahmebogen: Druck- und Spannungsbeschwerden linke Halsseite, oft bis zum linken Ohr und zur linken Brust. Angeschwollene, trockene Schleimhäute in Nase und Rachen. Mehr oder weniger Schmerzen an Zahn 26 oben links. »Beim schnellen Gehen/Laufen große Enge/Atemnot auf der linken Seite/Hals.« Das Beschwerdebild war dasselbe seit dreieinhalb Jahren. Orthopäden, Zahnärzte, Hals-Nasen-Ohren-Ärzte wurden aufgesucht. Sie erhoffte sich eine Klärung, ob eventuell die linke Mandel, die Schilddrüse, Zahn 26 oben links oder der Weisheitszahn oben links die Ursache ihrer Beschwerden sein könnte – oder ob es eine sonstige Ursache im HNO-Bereich gebe. Die Patientin hatte zwar ein gutes Körpergefühl, aber mit dem Verstand wollte sie es nicht wahrhaben, was sie eigentlich schon selbst vermutete:

> Bei Zahn 26 oben links hatte man vor dreieinhalb Jahren eine Goldkrone aufgesetzt und übersehen, daß eine Wurzel des Zahns tot war und damals schon eine Beherdung aufwies. Die Krone hätte nicht auf den Zahn gesetzt werden dürfen, der Zahn hätte bereits damals gezogen werden müssen. Aber welcher Zahnarzt sagt dies schon ganz direkt?

Nach einem alten Röntgenbild war auch schon vor dreieinhalb Jahren an Weisheitszahn 28 eine Beherdung vorhanden. Durch die Behandlung und die Injektionen wurden die Entzündungsherde aktiviert, und die Schmerzen auf der linken Seite begannen. Bei dieser Patientin mußten also 26 und 28 – wie sie selbst vermutet hatte – entfernt werden, ebenso der Weisheitszahn 18 oben rechts. Nach zehn Tagen waren all ihre Krankheitsprobleme beseitigt. Sie kam noch oft zu Kontrollen und zu Heilinjektionen.

Gesund nach zehn Tagen

Darmeinläufe gegen Bronchitis

Kurt A., 55, saß wegen prothetischer Zahnbehandlung seit drei Monaten immer wieder auf meinem Behandlungsstuhl. Jedesmal hüstelte er und meinte, seine Bronchitis verschwinde nicht. Am letzten Tag der Behandlung nahm ich allen Mut zusammen und sagte ihm mit hochrotem Kopf, er solle einmal drei Darmeinläufe machen, um seine Bronchitis und Kieferhöhlenentzündung verschwinden zu lassen. Ruhig und verwundert schaute mich der Patient an. Er meinte: »Daß Sie das jetzt sagen. Ich war heute früh beim HNO-Arzt, und der hat Darmbakterien im Hals festgestellt.«

Bestätigung
des HNO-
Arztes

Asthma, ein geschwollener Daumen und eine Formaldehydvergiftung

Der Ingenieur *Jens G.* aus Norddeutschland, 39 Jahre alt, kam in meine Praxis. Er war schon bei Haut-, Lungen-, Hals-Nasen-Ohren-Ärzten und einem Urologen in Behandlung gewesen. Der Arztbericht, den er mitbrachte, nannte folgenden Befund: chronisches allergisches Asthma, chronische Tonsillitis und unklare atypische Gesichtsneuralgien (die bisher ohne Erfolg behandelt wurden). Sein persönlicher Befund war: alle zwei bis drei Wochen regelmäßig Kopfschmerzen, Schmerzen am rechten Ellenbogen und Unterarm, im Nacken, an den Ohren und an beiden Knien.

Der Zahnbefund: ein retinierter Weisheitszahn links unten, der nicht heraus konnte. Außerdem besaß er noch die Weisheitszähne oben und rechts unten. Diese drei Zähne wurden vom Kieferchirurgen entfernt.

Plötzlich schwoll bei dem Patienten der linke Daumen an. Dies lag an seinem Backenzahn 36, der eine Krone erhalten hatte. Dieser Zahn ist für den Dickdarm »zuständig« und auch für den linken Daumen. Der Zahn war abgestorben und mußte entfernt werden. An der Wurzelspitze saß ein Granulom, das in der Röntgenaufnahme nicht erkennbar war. Der Daumen war gleich am Tag nach der Zahnentfernung abgeschwollen.

So ganz zufrieden waren der Patient und ich mit dem Ergebnis noch nicht. Da gab es noch ein Problem: Alle Beschwerden an Kiefer, Knie und Kopf waren weg, die Asthmaanfälle blieben jedoch. Er erzählte mir, daß die Asthmaanfälle ausblieben, wenn er Sonnenurlaub machte. Daraufhin ließ ich eine Darmpilzuntersuchung durchführen, und mein Verdacht bestätigte sich. Gegenmittel: Mit gut verträglichen Medikamenten und einer Diät, bei der er vier Wochen lang keine Milchprodukte und keinen Zucker essen durfte, besserte sich sein Leiden. Vor allem den Zucker ließ er völlig weg. Der erste Schritt war geschafft.

Da er im Urlaub keine Beschwerden hatte, mußte ich auf das häusliche Klima als Krankheitsursache schließen. So ließen wir einen Urintest machen, und es zeigte sich eine Quecksilber-Kupfer-Vergiftung von seinen früheren Amalgamfüllungen her. Er hatte aber auch eine Formaldehydvergiftung, also eine Intoxikation durch zuviel Holzschutzmittel. Bald hatten wir herausgefunden, daß es sich bei dem Verursacher um das teure Holzbett handelte, das er sich vor zweieinhalb Jahren angeschafft hatte.

Das Bett als
Schuldiger

Ohrgeräusche? Trigeminusneuralgie?

Ein entzündeter oder eitriger Backenzahn kann Ohrenschmerzen wie auch eine Kieferhöhlenentzündung hervorrufen – beides wird üblicherweise vom Ohrenarzt behandelt.

Eine Erkrankung eigener Art ist der *Tinnitus*. Darunter verstehen wir ein- oder beidseitige Ohrgeräusche wie Brummen, Rauschen oder Pfeifen. Die Ursachen können vielfältig sein. Im zahnärztlichen Bereich finden wir als Ursache z.B. einen Weisheitszahn, der auf den Gesichtsnerv drückt. Der Weisheitszahn kann bereits herausgewachsen sein oder – der häufigere Fall – noch tief im Kiefer liegen. Ursache von Ohrgeräuschen ist manchmal auch ein oberer Eckzahn, wenn er der Länge nach im Oberkiefer liegt.

Es ist empfehlenswert, nach Entfernung von störenden Zähnen die Behandlung noch einige Zeit mit Heilinjektionen fortzusetzen. Dies fördert die Durchblutung des operierten Zahngebiets. Die Heilinjektionen sollten etwa alle drei Monate wiederholt werden.

Nicht selten kommen Patienten mit der Diagnose »*Trigeminusneuralgie*«. Der Trigeminus ist der Gesichtsnerv, eine Trigeminusneuralgie ist ein Gesichtsschmerz in einer der beiden Gesichtshälften. Da der Trigeminus auch Zahn und Kiefer versorgt, ist er ein ergiebiges Feld für den Herdforscher. Der Trigeminus hat drei Nervenäste. Der obere Nervenast versorgt das Stirngebiet und das Auge, der mittlere den Oberkieferbereich, der untere den Unterkieferbereich bis zum Ohr. Jede Gesichtshälfte hat einen eigenen dreiastigen Trigeminusnerv.

Die drei Trigeminusäste

Der Trigeminus leitet in einer Gesichtshälfte den Schmerz weiter. Möglich ist (wenn auch selten), daß sich ein Herd in einem rechten unteren 6er-Zahn über die Trigeminusverbindung in einer Störung im rechten Auge auswirkt.

Bei der Trigeminusneuralgie muß man unterscheiden zwischen der *echten* und der *symptomatischen* Trigeminusneuralgie. Die *echte* Trigeminusneuralgie ist eine langjährige Erkrankung des Trigeminus. Sie ist verbunden mit irrsinnigen Schmerzen, die frühmorgens auftreten. Die Schmerzen sind so stark, daß manchmal der Trigeminus operativ entfernt werden muß. Die echte Trigeminusneuralgie kam in den vielen

Jahren meiner Praxis nur viermal vor. In allen anderen Fällen handelte es sich um eine *symptomatische* Trigeminusneuralgie, die eine Zahnerkrankung oder einen Herd im Kiefer als Ursache hatte.

> Mit Testinjektionen läßt sich schnell herausfinden, ob ein Zahn Ursache für eine unechte, symptomatische Trigeminusneuralgie ist. Kurz nach der Injektion muß der Schmerz für eine Weile verschwinden. Dies ist das sogenannte Sekundenphänomen.

Tinnitus – Zahn 48

Aus der Gegend um Hamburg kam *Jochen E.*, ein 23jähriger Student, zu mir. Seit dem 13. Lebensjahr war er krank. Weil seine Krankengeschichte so lang war, hatte ich mich bereit erklärt, ihn im Haus aufzunehmen, um ihn so gründlicher behandeln zu können. Seit etwa anderthalb Jahren litt er unter Ohrgeräuschen (Tinnitus). Hausarzt und Hals-Nasen-Ohren-Arzt gaben dazu verschiedene Diagnosen: Schwellung des Gehörgangs und der Nasenschleimhäute, schiefe Nasenscheidewand. Außer mit Nasensprays lasse sich da nichts machen. Das Hörvermögen war beeinträchtigt; seit einem Jahr etwa konnte er schlecht hören, was ihm beim Studium hinderlich war, so daß er bei einer Vorprüfung beinahe durchgefallen wäre.

Noch schlimmer aber: Er litt an Asthma bronchiale und einer Hausstaub- sowie Lebensmittelallergie. Fast drei Monate lag er deshalb im Krankenhaus, Abhilfe gab es nicht. Eine besondere Qual waren für ihn die Nächte. Dreimal mußte er aufstehen, um Medikamente einzunehmen. Das interessanteste Phänomen der Krankheit: Bei jedem Schritt hörte er im Ohr ein »Klack-klack«.

Dreimal nachts Medikamente

Gleich nach seiner Ankunft bat ich ihn, die letzten drei Stufen einer Treppe herabzuspringen. Er schaffte es nur unter Schmerzen, im Ohr machte es »klack-klack«. Die Ursache ahnte ich schon und fand sie dann in der Röntgenaufnahme bestätigt: *Jochen E.* hatte einen horizontal verlagerten Weisheitszahn im rechten Unterkiefer – direkt auf dem Nervenkanal. Es mußte schnell gehandelt werden. Ich ging selbst mit *Jochen E.* zu einem guten Kieferchirurgen, und nur zwei Stunden nach dem Stufenhüpfen war der Weisheitszahn herausoperiert. Weitere zwei Stunden später hüpfte der Student wiederum die Stufen herunter – doch diesmal ohne Klopfen im Ohr.

Trotz Hausstauballergie konnte der Student nach der Zahnoperation in meinem Haus gut schlafen, und zwar durchschlafen, erstmals ohne nachts dreimal aufzustehen und Medikamente zu nehmen. Auch die Allergien waren verschwunden.

Fazit: Gerade der jugendliche Organismus versucht, Störherden in den Zähnen mit Fieber und anderen kleinen Krankheiten zu begegnen. Man sollte nur aufmerksam darauf achten.

Ohr, Kieferhöhle und Darm – Zahn 48

Bei der 46jährigen *Erika B.* herrschten gesunde Mundverhältnisse, nur im Weisheitszahngebiet 48 war eine Restostitis vorhanden. Die Patientin litt unter Ohrenschmerzen – wechselnd rechts oder links. Beide Schultern taten weh, und die Stirnhöhlenschmerzen waren manchmal so stark, daß sie brechen mußte. Diesmal waren keine Zähne daran beteiligt. Es zeigte sich, daß die Kieferhöhlen nicht in Ordnung waren. Mit der Kieferhöhle steht der Darm in energetischer Verbindung. So wurden eine Darmsanierung und eine Kieferhöhlenbehandlung durchgeführt, dazu die Restostitis (Knochenentzündung) operativ entfernt – und das Problem war erledigt.

Darm und Kieferhöhle

Linksseitige Schwerhörigkeit – Zahn 27

Die 40jährige Krankenschwester *Margret C.* erschien eigentlich nur als Begleiterin ihres Mannes bei mir; sie selbst hatte keine Zeit, krank zu sein. Ihre manchmal unvermittelt auftretende Energielosigkeit und ihre linksseitige Schwerhörigkeit schob sie auf die Anstrengungen in ihrem Beruf. In allen Weisheitszahngebieten, 18, 28, 38, 48, hatte sie eine Knochenentzündung und bei 18 sogar noch einen Wurzelrest, daher der Energiemangel.

Die Ursache der linksseitigen Schwerhörigkeit fand sich auch bald. Nachdem sie vor einem Jahr links oben bei 27 eine Goldkrone erhalten hatte, war sie etwa drei Wochen nach der Behandlung schwerhörig. Der betreffende Zahn war jetzt tot und hatte eine ausgedehnte Entzündung an der Wurzelspitze, die in die linke Kieferhöhle hineinreichte. Nach der gründlichen Entfernung dieses Zahns war – nach etwa drei Wochen – die Scherhörigkeit nicht mehr vorhanden.

Symptomatische Trigeminusneuralgie

Die 31jährige *Angelika M.* hatte im Oberkieferbereich ständig wiederkehrende Schmerzen bis hin zu migräneartigen Kopfschmerzen mit Erbrechen, Schüttelfrost (überwiegend auf der linken Körperseite), Müdigkeit und Erschöpfungszuständen. Sie war bei zwei Zahnärzten, um Amalgam durch Kunststoff ersetzen zu lassen, und unterzog sich einer Wurzelbehandlung. Außerdem wurden rechtsseitig die Weisheitszähne entfernt. Der HNO-Arzt konnte nicht helfen, der Neurologe sprach von einer Trigeminusneuralgie, und der Hausarzt untersuchte das Blut, ohne eine krankhafte Veränderung zu finden. Er verordnete Massagen; danach ging es ihr jedoch noch schlechter.

Das war nach meiner Bestandsaufnahme klar, denn sie hatte halb herausgewachsene Weisheitszähne links oben und unten (28 und 38), die durch Injektionen und Massagen in ihrer Wirkung aktiviert werden. Die beiden Weisheitszähne wurden entfernt, ebenso der beherdete wurzelbehandelte Zahn 15. Die gesamten Gesundheitsprobleme waren damit beseitigt.

Die Gesichtsschmerzen begannen auf einer Indienreise

Michael B., 42, wußte nicht einmal, ob ihn der linke Ober- oder der linke Unterkiefer plagte. Seit drei bis vier Jahren hatte er Zahnschmerzen, ohne daß man eine Ursache dafür fand. Die linke Kieferhöhle entzündete sich öfter, und drei Ärzte bemühten sich um ihn. Der Zahnbefund ergab, daß nicht nur links, sondern auch rechts die 4er-Zähne eine Wurzelhautentzündung hatten (erweiterter Periodontalspalt) und bei der Vitalitätsprüfung fast nicht mehr reagierten. Die Gesichtsschmerzen auf der linken Seite stammten allein von dem gesund aussehenden Weisheitszahn 38, den ihm kein Zahnarzt entfernen wollte, weil der Zahn davor (37) bereits fehlte.

Vier Jahre Zahnschmerzen

Die Entzündungen im Knochen und das Zahnsäckchen des Zahns 38 sah man erst bei der Extraktion. Damit hörten die Gesichtsschmerzen schlagartig auf. Interessant ist, daß die Gesichtsschmerzen vor drei Jahren während einer Indienreise zum ersten Mal aufgetreten waren.

Röntgenaufnahmen sind manchmal schwer zu lesen

Wie ein Häufchen Elend erschien *Ingeborg P.* in meiner Praxis. Die gesamte rechte Gesichtshälfte schmerzte. Ein starker Druck lag hinter dem rechten Auge und der rechten Stirn. Die Patientin zeigte mit den Fingern die Linie von der Stirn zum Auge über die Wange zum Zahngebiet 13 und 14. Zahn 13 und 15 waren wurzelgefüllt und mit einer erweiterten Wurzelhaut im Röntgenbild zu sehen. Die Frau glaubte bei ihren Beschwerden an eine Trigeminusneuralgie.

Beim fehlenden Zahn 14 steckte im Kiefer ein fast erbsengroßer Wurzelrest. Zuerst erhielt die Patientin bei den Zähnen 13 und 15 eine Injek-

tion mit Impletol, die fast ohne Wirkung blieb. Diese Zähne waren demzufolge nicht die Ursache ihrer Beschwerden. Nach einer Stunde gab
ich der Patientin eine Procaininjektion an der Wurzel von 14 und an den
Mandelpolen hinter 48 und 49. Alle Schmerzen waren mit einem
Schlag weg.

> Für mich als Zahnärztin war aufschlußreich, daß nicht allein der
> obere Wurzelrest bei Zahn 14 Ursache allen Übels war; vielmehr
> hatte ich durch die Injektion bei 48 eine Zyste bei Zahn 46 besänf-
> tigen können. Die Patientin war von einem Zahnarzt mit großen
> Röntgen-Panoramaaufnahmen geschickt worden, weil er selbst
> nichts Pathologisches entdecken konnte. Die Zyste bei Zahn 46
> war eigentlich gut zu erkennen gewesen. Nach der Entfernung der
> Zyste und des Wurzelrests war die Patientin von ihrer Trigeminus-
> neuralgie befreit.

Ein 9er-Gebiet

Auf dem Überweisungsblatt des behandelnden Arztes stand »Stirn-
höhlen-Nebenhöhlenentzündung und Neuralgie«. Der 30jährige
Anton W. sollte – so sein Arzt – sich einmal die Zähne untersuchen lassen, weil sich sonst kein Grund für die Krankheiten fand. Außer den
vier Weisheitszahngebieten, die störten, hatte *Anton W.* – sichtbar im
Röntgenbild – im unteren 9er-Zahngebiet eine Knochenaufhellung.

> In dieser diffusen Aufhellung hinter dem Weisheitszahn fand sich
> die Anlage zu einem neunten Zahn, etwas, was ich vor allem bei
> männlichen Patienten manchmal finde. Diese Anlage enthält vor-
> wiegend Zahnbeingewebe.

Ich begann die Sanierung mit dem Ziehen der Weisheitszähne 18, 48
und 38. Bei 28 hatte *Anton W.* keinen Zahn, dafür eine Knochenentzündung mit Einschluß eines Fremdkörpers oder Knochenteils. Die
9er-Gebiete wurden an allen vier Weisheitszahngebieten sorgfältig herausoperiert. Ein Arzt sorgte für eine gründliche Nachbehandlung mit
Ausleitungen, Darmsanierung und Nierentee. So wurde *Anton W.* auch
bald wieder völlig gesund.

*Nachbehand-
lung mit
Ausleitungen*

Wenn die Nerven versagen

Daß einem Menschen die Nerven versagen, meint man oft nur im übertragenen Sinn. Wer mit den Nerven »fertig« ist, wird bedauert oder belächelt.

Die Zähne sind voller feiner Nerven, die wiederum als Nervengeflecht eng mit den übrigen Nerven des Körpers verbunden sind. So ist es kein Wunder, daß manchmal die Ursache für ein Nervenleiden im Mund liegt.

Auf Migräne und Trigeminusneuralgie wurde bereits in eigenen Kapiteln eingegangen. In diesem Kapitel nun wird von einigen Formen herdbedingter Nervenschmerzen die Rede sein. Personen mit solchen Beschwerden werden – auch von Ärzten – schnell für psychisch krank gehalten. Für die Fälle von tatsächlichen schweren Depressionen verweise ich auf das nächste Kapitel.

Schmerzen im Gesicht, im Kiefer-, Nasen- und Ohrenbereich

Kritisch und zurückhaltend erschien die 58jährige *Gerda F.* in meiner Praxis. Sie war oft bei ihrem Zahnarzt gewesen, der im Zahnbereich absolut nichts Krankhaftes feststellen konnte. Nervenarzt, Hals-Nasen-Ohren-Arzt und Augenarzt wurden konsultiert und viele Röntgenaufnahmen angefertigt. Grund: Die Patientin hatte seit fünf Jahren sporadisch auftretende Schmerzen in der rechten Gesichtshälfte, im Kiefer-, Nasen- und Ohrenbereich. Das rechte Auge war abends fast gelähmt. Der Augenarzt meinte nur, dies sei altersbedingt. Dabei war genau diese Lähmung das kleinste Zahnarztübel.

An der rechten Seite oben hatte *Gerda F.* eine Brücke. Der letzte überkronte Zahn war der kleine Backenzahn 15; der anschließende Zahn 16 fehlte. Daher hing an der Metallbrücke noch ein künstlicher Zahn 16 – mehr zur Schau, damit dort keine Lücke beim Lachen entstand. Dieser Brückenanhänger darf nicht zu lang, kein Hebelarm sein und darf den Kiefer mit der Schleimhaut nur berühren. Bei der Patientin drückte der Anhänger aber so tief, daß er nicht nur die Schleimhaut zerstörte, sondern auch die darunterliegende Knochenhaut. Es entstand eine relativ

Brücken-anhänger

große Knochenentzündung. Die Knochenhaut ist – unter anderem – ein Nervengeflecht und versorgt den darunterliegenden Knochen. Durch diese Haut ragte der Brückenanhänger in den Knochen hinein. Eine Testinjektion an der Stelle nahm sofort die Gesichtsschmerzen, die Wirkung hielt jedoch nur einige Stunden an. Daher wurde dieser Brückenanhänger entfernt. Er hätte gut bleiben können, wenn er nur richtig gesessen hätte.

Hauptsächlich wurde das darunterliegende, entzündete weiche Knochengewebe entfernt. Damit waren alle Beschwerden an der rechten Gesichtshälfte verschwunden. Die Patientin war überzeugt und ließ sich deshalb noch andere Herde entfernen.

Nervenversagen: Platin unter weißen Kronen

Die begüterte 40jährige *Rose H.* kam aus dem Ausland. Sie hatte sich dort der Schönheit wegen 24 Zähne überkronen lassen. Das Aussehen der neuen Zähne war erstklassig, selbst ich begeisterte mich daran. **Gold-Unverträglichkeit** Verwendet wurde die scheinbar beste Gold-Platin-Legierung, die sich nun unter dem weißen Porzellan befand. Doch: Dieses Kronenmaterial war für die Patientin unverträglich. Bereits einen Monat später mußte sie in eine Nervenklinik, hatte Kopfschmerzen, Schlafstörungen, und der Kiefer selbst schmerzte auch.

Mit dem Metalltestgerät konnte ich feststellen, daß sie die im Mund befindlichen Metalle nicht vertrug. Eine durchschnittliche gebräuchliche Goldlegierung hätte sie vertragen. Gleiches hatten schon zwei Universitäten und zwei Privatzahnärzte gemessen. Ich war der Schlußpunkt in dieser Angelegenheit und brachte letztendlich die Bestätigung der vorangegangenen Urteile. Mich erstaunte die einhellige Meinung unter verschiedenen Ärzten.

Die Patientin trug keinen Goldschmuck oder anderes, sie fühlte sich nicht wohl mit Metall am Körper; das hätte dem Zahnarzt auffallen müssen. Schlimmer noch: Unter den Kronen hatte er zum Teil die Amalgamfüllungen belassen.

Dimavaltest Der Urintest (Dimavaltest) zeigte, daß *Rose H.* zuviel Zinn, Kupfer, Quecksilber und eine Formaldehydvergiftung im Körper hatte. Mit der Entfernung der Kronen und des Restamalgams darunter sowie anschließender Entgiftung konnte ich der Patientin helfen. Sie gesundete vollständig.

Nervenschmerzen bis an Ohr und Augen:
Kronen über kranken Zähnen

Christine B., 53, war von ihrem Naturheilarzt überwiesen worden. Sie hatte in der linken Gesichtshälfte Nervenschmerzen, die bis zum Ohr und zum Auge ausstrahlten. Manchmal waren die Schmerzen ungewöhnlich stark, so daß die Frau Medikamente schluckte. Ab und zu schmerzte auch die rechte Gesichtshälfte leicht. Die Zähne waren angeblich in Ordnung, so daß die Ärzte von Nervosität und Hysterie bis hin zu eingebildetem Kranksein sprachen.

In dieser Verfassung wurde *Christine B.* von ihrem Internisten und Arzt für Naturheilverfahren zu mir geschickt. Die oberen und unteren Weisheitszähne fehlten, ebenso die Backenzähne 36 und 46. Weder tote noch wurzelgefüllte Zähne entdeckte ich. Einzig und allein der überkronte Zahn 24 hatte im Röntgenbild seitlich eine sichtbare »Kavität«, ein Loch, das eigentlich repariert werden mußte. Die Porzellankrone wurde entfernt, und darunter zeigte sich ein zerstörter Zahn. Vor 20 Jahren hatte außer Zahn 24 auch Zahn 37 eine Krone erhalten. Die Patientin bat mich, diese zu entfernen. Leider war auch dieser Zahn nicht mehr reparabel. Zahn 37 mit der Knochenentzündung im Weisheitszahngebiet und Zahn 24, beide links, wurden entfernt. Schlagartig waren die Gesichtsschmerzen weg.

> Kein Zahnarzt hatte die beiden überkronten Zähne in Verdacht gehabt, da beide noch vital reagierten, denn jeder Zahn hatte zwei Wurzeln, und nur jeweils eine davon war abgestorben. Eine Beherdung konnte man im Röntgenbild nicht feststellen.

Zahn 24 hatte zwei hintereinanderliegende Wurzeln, von denen man die hintere nicht sah. Und an dieser Wurzel fand sich ein fast erbsengroßes Granulom, als man den Zahn entfernte.

Hintereinanderliegende Wurzeln

Depressionen – vom Zahnarzt behandelt

Depressionen sind seelische Erkrankungen, die mit Traurigkeit, Niedergeschlagenheit und Verstimmungen einhergehen. Sie haben die verschiedensten Namen und die verschiedensten Ursachen.

Eine fast unbekannte Ursache für Depressionen ist die Anwesenheit des oberen Weisheitszahns. Der steht nämlich in Verbindung mit der Hypophyse, also der Hormonschaltstelle des Körpers. Damit nimmt der Weisheitszahn Einfluß auf das seelische Geschehen. An einer Universitätsklinik in Berlin, wo man Zusammenhänge zwischen Zähnen und seelischen Verstimmungen erkannt hat, werden manchem 16jährigen Jugendlichen vorsorglich die oberen Weisheitszähne entfernt.

Die Ursache lag in den Weisheitszähnen

Sie kam mit der ganzen Familie angereist: *Susanne S.*, 18, Schülerin. Diese Unterstützung brauchte sie auch, da sie unter Depressionen und Rückenschmerzen litt. Nebenbei erwähnt: Ihr älterer Bruder hatte ähnliche Symptome und den gleichen Kieferbefund. Susannes »Krankheit« war für mich ein ganz klarer und üblicher Fall wie tausend andere. Die Ursache lag in ihren Weisheitszähnen. Im Oberkiefer hatte man sie schon entfernt, aber die Wunden waren schlecht verheilt, wie es das Röntgenbild entlarvte. Hier mußte eine Nachoperation stattfinden, bei der das weich gewordene Kieferknochengewebe mit Löffel und Fräse entfernt wurde.

Energetische Bezüge Der Kieferabschnitt bei den Zähnen 18 und 28 hat einen energetischen Bezug zu Psyche, Hypophyse, Außenseiten des Fußes und der Hand. Er kann auch Schmerzen an der Schulter, am Ellenbogen, am Innenohr und Herz-Kreislauf-Beschwerden verursachen. Susanne hatte zudem den unteren Weisheitszahn im Kiefer, der wegen Platzmangel nicht herauswachsen konnte und sich schräg an den vorderen Zahn anlehnte. Solche im Kiefer liegende Weisheitszähne schwächen den Energiehaushalt des Körpers so stark, daß sich Krankheitssymptome wie Depressionen, Kraftmangel, Unwohlsein und Traurigkeit wie in diesem Fall zeigen. Diese Fälle zählen für den Zahnarzt zu den am schnell-

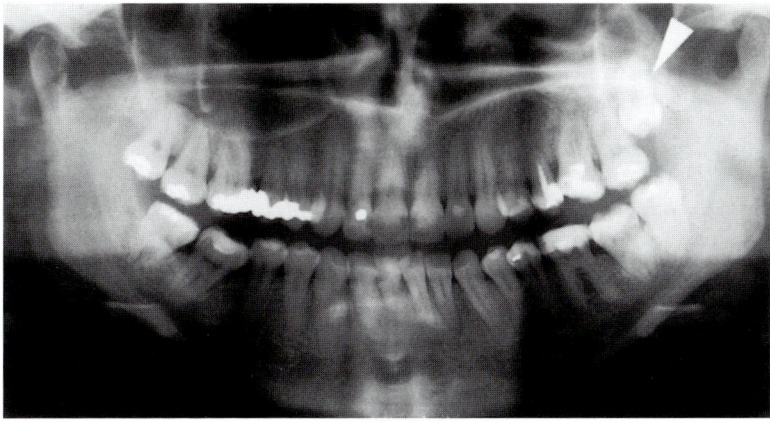

Abb. 21
Patientin mit Hormonstörungen und Depressionen, die bereits zu einem Psychiatrie-Aufenthalt führten. Verursacher ist hier der halbretinierte Weisheitszahn 28 (Pfeil) zusammen mit weiteren Herden bei 25 und 38.

sten zu behandelnden. Die Freude ist dann bei Patient und Zahnarzt groß.

Sie gaben ihr immer nur den Rat, sich abzulenken

Unter Depressionen litt auch *Johanna Sch.*, eine sehr gut aussehende 32jährige Frau. Die vielen Ärzte, die sie schon aufgesucht hatte, konnten ihr nicht helfen. Sie gaben ihr immer nur den Rat, ernährungsbewußter zu leben und sich mit einer Arbeit von ihren Depressionen abzulenken. Sie arbeitete nun in einem Reformhaus und führte Beratungen durch. Der Ehemann war schon länger mein Patient. Die Reformhaustätigkeit seiner Frau verfolgte er mit Unbehagen. Durch die veränderte Ernährung wurde *Johanna Sch.* noch energieloser und depressiver. Schließlich zwang ihr Mann sie regelrecht, in meine Praxis zu kommen; dabei war sie mit ihrem Zahnarzt sehr zufrieden gewesen. Die Zähne seien ja auch alle in Ordnung, meinte sie.

In die Praxis »gezwungen«

Das Röntgenbild zeigte aber, daß Zahn 24 vereitert war und die vier Weisheitszähne nur halb herausgewachsen waren. Zudem wiesen sie ausgeprägte Taschenbildung auf. Zahn 24 und die vier Weisheitszähne wurden entfernt. Die Patientin verlor alle sie belastenden Symptome. Kurz nach der Besserung stellte sich auch Kindersegen ein.

Gelenkschmerzen in Schulter und Knie, seelisch »aus dem Sattel gehoben«

Hildegard B., Ärztin, 50, hatte ihren Wohnsitz ins bayerische Alpenvorland verlegt; sie selbst stammte aus Norddeutschland. Außer der normalen ärztlichen Tätigkeit betrieb sie Homöopathie und Psychotherapie. Ihre körperlichen Beschwerden begannen vor über zwei Jahren berichtete sie in meiner Praxis, als sie Goldfüllungen erhielt. Wir überprüften also die Goldfüllungen; sie waren in Ordnung. *Hildegard B.* hatte jedoch noch einen im Kiefer eingelagerten oberen linken Weisheitszahn, eingebettet in ein Zahnsäckchen. Das störte den Zahn und wirkte auf den Trigeminusnerv. So hatte die Patientin, als die Goldfüllungen eingesetzt waren, Gelenkschmerzen an der linken Schulter, dem linken, manchmal auch dem rechten Knie und gelegentlich Herzschmerzen. Psychisch war sie auch »aus dem Sattel gehoben«, wie sie es ausdrückte.

> Der obere 8er ist vor allem für die Psyche »zuständig«. Wir können annehmen, daß viele der Patienten in Nervenheilanstalten solche im Kiefer liegenden Weisheitszähne haben.

Wie paradox: *Hildegard B.* bemühte sich als Ärztin um die Psyche ihrer Mitmenschen und hatte selbst mit seelischen Problemen zu kämpfen! Der retinierte Weisheitszahn wurde entfernt, ebenso Knochenentzündungen (Restostitiden) von unteren Weisheitszähnen, die ihr bereits **Schon vor 20 Jahren gezogen** vor 20 Jahren gezogen worden waren. Rundherum zufrieden, ohne Knie- und sonstige Gesundheitsbeschwerden zog sie ein halbes Jahr nach den Zahnoperationen in die Nähe ihrer Geburtsstadt im Norden Deutschlands zurück.

Das Zahnsäckchen des oberen linken Weisheitszahns

Über den Sinn des Lebens grübelte *Andrea K.* immer wieder nach. Sie war Ärztin in einer Klinik in einer Universitätsstadt. Mit ihren 42 Jahren wurde sie mit ihrem Leben immer unzufriedener. Viele Kurse hatte sie hinter sich. In meine Praxis war sie nur gekommen, weil auch ihre Freunde und Bekannten bei mir in Behandlung waren. Der erste Blick in den Mund zeigte ein Gebiß, an dem es nichts zu bemängeln gab. Doch im Röntgenbild sah ich eine fast erbsengroße Kugel an der abgerundeten Wurzel des oberen linken Weisheitszahns 28. Die Wurzelspitze war also nicht ausgebildet, schließlich hing noch das Zahnsäckchen dran. Es stört den erwachsenen Organismus, deshalb dürfen Erwachsene es eigentlich nicht mehr haben.

Auf meinen Rat hin ließ sich *Andrea K.* in ihrer Universitätsklinik den Weisheitszahn entfernen, einschließlich des Zahnsäckchens. Danach änderte sich im Denken der Patientin viel. Bis jetzt hatte sie sich immer dem Willen ihrer Mutter untergeordnet. Nun fühlte sie sich auf einmal frei und selbständig, liebte zwar ihre Mutter immer noch, doch, wie sie sagte, »stand sie jetzt drüber«. Ihre Mutter hatte ihr abgeraten, eine eigene Praxis zu eröffnen; jetzt fand Andrea die Energie, sich trotzdem selbständig zu machen. Sie eröffnete eine eigene Arztpraxis in einer entfernten Großstadt. Glücklich rief sie mich an, ich sei »schuld« daran.

Mut zur eigenen Praxis

»Ich kann nichts und bin ein schlechter Mensch«

Der Medizinstudent *Michael P.*, 20, «packte es« plötzlich nicht mehr; innerhalb von Minuten verließ er die Anatomie der Universität und jammerte: »Ich kann nichts und bin ein schlechter Mensch.« Er sagte immerzu, er sei tief deprimiert und undankbar gegenüber seinen Eltern und Mitmenschen. Der Hausarzt hatte nur einen Rat: entweder in eine Psychiatrie oder zu einer befreundeten Familie. So wurde Michael bei mir aufgenommen.

Mein Sohn spannte ihn sogleich bei der Zimmerrenovierung ein; doch Michael sagte, das könne er nicht, das könne nur sein Vater. Bei einem Kieferchirurgen ließ ich erst einmal die vier Weisheitszähne entfernen; sie waren tief im Kieferknochen verlagert. Begleitet wurden die Operationen von Heilinjektionen. Nach vier Wochen hatte unser Gast wieder Lebenswillen, eine Veränderung des Lebensgefühls, ja sogar ein wenig Lebensfreude. Leichte Kopfschmerzen und Kreislaufstörungen waren verschwunden, und er begann ein neues Studium in einer anderen Stadt.

Anlage zu einem neunten Zahn

Maria S. war eine höchst temperamentvolle Person, die meine Praxis gleich mit einem Redeschwall erstürmte. Sie schrie jeden behandelnden Arzt und Zahnarzt, aber auch andere Personen an, niemand habe Zeit für sie, niemand kümmere sich um sie und keiner liebe sie. Die hochintelligente Frau hatte schon einen Aufenthalt in einer Nervenklinik hinter sich, dazu eine Brustoperation. Ihre große Angst war, wieder in die Nervenklinik zu kommen.

Ich entdeckte, daß sie im 9er-Gebiet des Oberkiefers jeweils die Anlage zu einem neunten Zahn hatte. Die psychischen Störungen wollte ich ja gerne beseitigen; so überwies ich sie an den Kieferchirurgen, der ihr Zahn 18 und 28 sowie die Zahnanlagen 19 und 29 herausoperieren sollte. Wegen ihres Auftretens mochte sie der Spezialist aber nicht behandeln und meinte, sie solle zu einem anderen Zahnarzt gehen. Ein anderer Chirurg erbarmte sich dann und entfernte die kranken Zähne sowie eine kirschkerngroße Zyste im Gebiet des Zahns 38/39. Eine gründliche Nachbehandlung mit Heilinjektionen, biologischen Medikamenten und Darmreinigung ließ *Maria S.* über sich ergehen. Seither war sie wie ausgewechselt: ruhig, ausgeglichen – geradezu lammfromm.

Nach Sanierung »lammfromm«

Ein seltener Fall: Mikrodontie

Bettina S. war Fotografin, selbständig mit eigenem Betrieb. Obwohl erst 39, bezeichnete sie sich als lebensmüde und depressiv. Das steigerte sich so sehr, daß sie mit der Zeit unfähig zum Arbeiten wurde, sich für nichts mehr interessierte und sich über nichts mehr freuen konnte. Zu einer Routine-Zahnuntersuchung wurde sie von ihrem Hausarzt geschickt. Ich entdeckte einen verlagerten Weisheitszahn 28 und Restostitiden an Stelle der fehlenden Zähne 15 und 16.

> Bei den Zähnen 25 und 35 fand ich eine Mikrodontie, die ich bisher noch nie gesehen hatte. Die Zähne waren winzig klein; der Pulpenkanal war im Wurzelbereich nicht abgeschlossen, sondern ging offen in den Kiefer über. Die 5er-Zähne sind – aus meiner Erfahrung – für den Hormonhaushalt und die innere Ruhe und Zufriedenheit »zuständig«.

Der Weisheitszahn 28 wurde extrahiert, entfernt wurden auch die Restostitis bei 15 und 16 sowie die pulpenoffenen Zähne 25 und 35. *Bettina S.* wurde ein neuer Mensch; sie steckte nun voller Energie und Ideen. Die Depressionen waren verschwunden.

Von epileptischen Anfällen bis zum Kindersegen – Was Zahnherde noch alles bewirken

Gesunde Menschen können mehrere erkrankte Zähne oder Zahnherde problemlos ertragen – bis zu einer gewissen Grenze. Doch eine Grippe, Fieber oder ein starker Temperaturwechsel kann den Organismus so schwächen, daß plötzlich die Zahnherde aktiv werden. Beispiel: Jemand lebt lange Jahre problemlos mit seinen Zahnherden und bekommt bei einem Urlaub auf Mallorca oder Gran Canaria plötzlich aus heiterem Himmel Herzbeschwerden oder starke Kopfschmerzen – zumindest aber ein dickes Knie oder Fußgelenk. *Dr. Ernesto Adler* berichtete, daß gerade im Reizklima um Barcelona Touristen plötzlich **Reizklima** Schmerzen in den Zähnen spüren und Beschwerden haben, von denen sie bisher nichts bemerkt hatten. Auch ein Kälteschock kann solche Phänomene auslösen.

Zahnherde können psychische Störungen bewirken, zu Epilepsien führen und Prostatabeschwerden schaffen. Energiemangel und ein geschwächtes Immunsystem können ebenfalls mit dem Mundraum zusammenhängen. Was überhaupt durch Zahnherde alles bewirkt wird, ist noch gar nicht grundlegend erforscht. Und oft sind am Krankheitsgeschehen die Weisheitszähne beteiligt. Im folgenden einige Beispiele aus meiner Praxis.

Gleichgewichtsstörungen durch Milchzähne

Mit schwankendem Gang kam der 28jährige *Ulrich H.* von meiner Praxistür zum Zahnarztstuhl. Es schien, als sei er betrunken. Sein Hausarzt hatte ihn geschickt, denn er litt unter Gleichgewichtsstörungen. Der Mundbefund ergab: ein Milchzahn statt des rechten oberen 2ers, dasselbe bei Zahn 15 rechts oben. Wie eine Röntgenaufnahme zeigte, waren die bleibenden 2er und 5er nicht angelegt. Wegen der entstehenden Lücken hatte es kein Zahnarzt gewagt, die Milchzähne zu ziehen. Ich erklärte dem 28jährigen die Notwendigkeit, diese Zähne ziehen zu lassen. Unwillig saß der Patient im Stuhl, während ich ihm erklärte, wie man die Lücken schließen könne. Das Wartezimmer war voll. Ich war etwas in Zeitdruck. Schließlich fragte ich kurz angebunden: »Also, wollen Sie nun gesund werden oder nicht?« Da nickte er dann doch.

Nach dem Ziehen der beiden Milchzähne verschwanden die Gleichgewichtsstörungen sofort. Ein Termin in der Klinik wegen dieser unerklärlichen Probleme konnte abgesagt werden. Erfreut rief mich der behandelnde Arzt an und meinte, daß auch die Blasenprobleme und leichten Rückenschmerzen seines Patienten vergangen seien.

Fieberschübe

Seit etwa acht Monaten litt die 20jährige *Maria D.* an plötzlich auftretenden Fieberschüben bis 39,4 °C, die zwei Tage anhielten und dann wieder verschwanden. Von ihrem Hausarzt erhielt sie Aspirin verordnet; zwei bis drei Stück sollte sie bei Auftreten der Anfälle nehmen. Der Röntgenstatus ergab bei ihr, daß die Weisheitszähne 28 und 38 vereitert waren und dringend gezogen werden mußten. Ein Kieferchirurg operierte den linken oberen 28er und den unteren Weisheitszahn 38 heraus, anschließend erhielt *Maria D.* Heilinjektionen mit Procain. Erfolg: Die Fieberanfälle waren für immer verschwunden.

> Dieser Fall zeigt deutlich, daß der Organismus eine eigene Aktion startet, um einen störenden Zahn zu entfernen – im Fall dieser Patientin mit Fieber.

Vermutungen über Parodontose und Seele

Daß Zahnlockerung eine seelische Angelegenheit sein kann, erlebte ich bei einer 24jährigen Patientin. Im August erschien sie, denn ihre oberen Backenzähne wackelten, und das Zahnfleisch eiterte. Ich versuchte, mit Parodontosebehandlung die Zähne zu retten. Die junge Frau erschien etwa alle zehn Tage in meiner Sprechstunde. Im Dezember saß sie wieder traurig da; die mittleren oberen Zähne wackelten so stark, daß man sie ziehen mußte. Die Patientin erwähnte, sie lebe gerade in Scheidung. Diese seelische Qual sei wohl die Ursache dafür, daß sie die Zähne verliere. Seit August war der obere Kieferknochen zurückgegangen, so daß sich die Zähne nur noch mit der Wurzelspitze im Kiefer befanden. Zu Weihnachten erhielt sie im Oberkiefer eine totale Prothese.

Scheidungsqualen

Ein Student aus dem Iran, ganz allein in München, hatte ein sehr gepflegtes Gebiß. Seine kompletten weißen Zähne waren herrlich anzuschauen. Nach drei Monaten des Hierseins begann der rechte mittlere obere Schneidezahn zu wackeln. Das Röntgenbild zeigte in diesem Zahn (und nur dort) einen Knochenabbau, der im fünften Monat bis an die Wurzelspitze ging. Das entzündete Zahnfleisch rundherum eiterte.

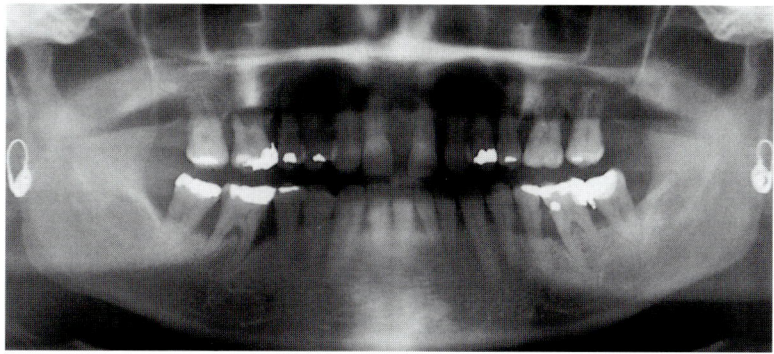

Abb. 22
Parodontose. Besonders im Unterkieferbereich sieht man, wie sich der Kieferknochen zurückent-
wickelt hat. Die Patientin litt an Energiemangel, Kreislaufbeschwerden und Nierenproblemen. Gut
sichtbar sind die beiden erbsengroßen Knochenentzündungen (Restostitiden), die von der Extraktion
der beiden unteren Weisheitszähne zurückgeblieben sind. Weitere Störherde sind u.a. 36, 37, 46, 47.

Der Zahn mußte gezogen werden. Wir besprachen die Angelegenheit. Ernährung, Sonnenarmut, aber vor allem Heimweh, meinte er, seien die Ursache dieses Zahnverlusts.   Heimweh

Epileptische Anfälle

Sie war eine sehr extrovertierte Erscheinung, *Irina S.* Obwohl erst 15 Jahre, war sie stark geschminkt, mit reichlich Schmuck behangen und auffallend gekleidet. In der Schule hatte sie Schwierigkeiten, weil sie immer das letzte Wort hatte und selbst die Lehrer verbesserte. Schließlich wurde sie vom Gymnasium verwiesen und besuchte eine Privatschule. Seit ihrem 13. Lebensjahr litt sie unter epileptischen Anfällen. Die Mutter, eine ruhige 40jährige Dame, von Beruf Bibliothekarin, hatte das Mädchen zu verschiedensten Ärzten gebracht – ohne Erfolg. Da der Vater 40 Jahre älter als die Mutter war und im Altersheim gepflegt wurde, meinten viele Ärzte schließlich, dies stelle ein seelisches Problem für das Mädchen dar, und darauf seien die epileptischen Anfälle zurückzuführen.

Mutter und Tochter erschienen in meiner Praxis mit dem Wunsch, der Tochter Goldfüllungen machen zu lassen. Ich fertigte jedoch erst einmal eine Röntgenaufnahme des Mundraums an. Sie zeigte vier beherdete Weisheitszähne und den Verdacht auf Kieferhöhlenentzündung. Ich schickte die 15jährige nun zum Kieferchirurgen. Er riet ihr, die oberen Weisheitszähne, die retiniert in die Kieferhöhle reichten, entfernen zu lassen. Doch der Arzt hatte die Rechnung ohne die Patientin gemacht. Den Überweisungsschein zum Röntgeninstitut zerriß *Irina* kurzerhand und ließ auch alle Unterlagen irgendwo liegen – sie war eben ein eigenwilliges Mädchen. Ihre Epilepsieanfälle hielten an. Sie konnte nicht mehr zur Schule gehen; oft rief sie mich an und erzählte von ihren Problemen.

Endlich hatte ich sie so weit, daß ich ihr die oberen Weisheitszähne entfernen durfte. *Irina* kam täglich zur Nachbehandlung; sie erhielt Heilinjektionen, Nierentee und Traumeeltabletten verordnet. Sie war sichtlich froh, die Operation überstanden zu haben. Die epileptischen Anfälle ließen in der Folge nach, im Lauf des Jahres erhielt sie dann die nötigen Goldfüllungen für die großen Backenzähne, und ihre Besuche waren schon darauf ausgerichtet, auch die unteren Weisheitszähne ziehen zu lassen. In der Zwischenzeit hatte sie einen 40 Jahre älteren Mann kennen und lieben gelernt, der ihr bei der Operation des unteren beherdeten Weisheitszahns die Hand hielt. Nach der Hochzeit zog sie **Zur** nach Amerika, und sie reiste extra von dort in die alte Heimat, um sich **Behandlung** von mir den letzten Weisheitszahn, Zahn 48, herausoperieren zu **aus Amerika** lassen. Seitdem sind keine epileptischen Anfälle mehr aufgetreten.

Geh-, Hör- und Riechbeschwerden nach der Mandeloperation

Das Befinden der jungen *Bertha G.* war nach der Mandeloperation sehr schlecht. Sie hatte Schwierigkeiten beim Gehen, konnte nicht mehr gut hören und hatte auch ein vermindertes Geruchsempfinden. Grund: Durch die Mandeloperation waren Zahnherde aktiviert worden, denn alle unteren Weisheitszähne der Patientin waren beherdet. Dies war auch der untere »Dickdarmzahn« 36; die für Niere, Blase, Unterleib und Wirbelsäule »zuständigen« Zähne 11 und 12 im Oberkiefer waren tot.

Ärzte der verschiedensten Fachrichtungen sprachen von Dickdarmgeschwür, Schilddrüsen- und Nierenfunktionsstörung, Erkrankung der Lendenwirbelsäule und Depressionen. *Berthas* Leiden hatten mit 16 Jahren begonnen, als man den abgestorbenen Zahn 36, den »Dickdarmzahn«, wurzelgefüllt hatte und zur gleichen Zeit die Mandeln herausoperiert wurden. Nach dem Ziehen der beherdeten Weisheitszähne und des Zahns 36 gesundete sie.

Massive Wundheilungsstörung

Hier der Bericht einer Sportlerin, deren Eltern bei mir in Behandlung waren und von der ich nur die Panoramaaufnahme des Mundraums gesehen habe. Die sportliche Tochter hatte sich wegen Knochenfehlstellung des Unterschenkels einer Operation unterziehen müssen. Doch die Wunden wollten nicht heilen. Es kam zu einer Wundheilungsstörung, die sich scheinbar jeder Therapie widersetzte. Ihr Bericht: »Am 28.04.93 wurde bei mir eine Medialisierung der Tuberositas tibiae nach *Blauth* (eine Unterschenkelbehandlung) durchgeführt, nach etwa drei Tagen ist es zu einem massiven Hämatom gekommen, das am 07.05.93 entfernt wurde. Nachdem die Fäden gezogen waren, kam es zu einer Wundheilungsstörung, etwa 1,5 cm lang und 0,7 cm breit und etwa 0,5 cm tief. Als ich am 09.06.93 aus dem Krankenhaus entlassen wurde, eiterte die Wunde immer noch und wurde etwas größer, und ich hatte auch noch ziemliche Schmerzen. In den 14 Tagen zu Hause zwischen Krankenhausaufenthalt und Abschlußheilbehandlung wurde die Wunde mit Fibrolansalbe behandelt, was aber nichts gebracht hat. Am 24.06.93 kam ich nach Bad ..., dort wurde die Narbe täglich mit Kochsalzlösung und Wasserstoff ausgespült und frisch verbunden. Dazu kam noch, daß ich ziemliche Kreislaufbeschwerden bekam; jedesmal wenn ich mich hinlegte und nach einiger Zeit langsam aufstand, wurde mir schwarz vor Augen und schwindelig. Mein Blutdruck war mit etwa 80/50 mmHg auch sehr niedrig; mein Blutzucker wurde täglich dreimal bestimmt und war auch total unten, auch wenn ich vorher gegessen hatte. Nach einiger Zeit hatte ich gar keinen Hunger mehr und habe tagelang nichts mehr gegessen. Ich hatte zu nichts mehr Lust, konnte mein Trainingsprogramm nicht mehr einhalten, und das ging etwa dreieinhalb Wochen so. Ich war richtig fertig, bis *Frau Mieg* auf dem zugeschickten Röntgenbild am 05.11.93 entdeckte, daß ich drei Weisheitszähne unter Eiter hatte. Diese drei Zähne ließ ich entfernen. Danach ging es mir sofort besser, und innerhalb von eineinhalb Wochen heilte die Wunde ab. Ich hatte auch keine Schmerzen mehr, konnte richtig trainieren und wurde gesund aus der Reha-Klinik entlassen.«

Blutdruck »im Keller«

Eine Narbe

Von einer Heilpraktikerin wurde der große, schlanke 38jährige Ingenieur *Gerd F.* in meine Praxis geschickt. Sein Problem: Energiemangel, Schlaflosigkeit, Hautausschlag, Nieren-, Darm- und Prostatabeschwerden. Aber nicht nur das: Wegen Gallenkoliken war er bereits behandelt worden. Dazu paßte, daß das linke Auge zeitweise zitterte.

Die Untersuchung ergab, daß die Weisheitszähne 38, 48 genauso gezogen werden mußtgen wie der »Darmzahn« 36 und Zahn 15. Zur Nachbehandlung erschien der Mann täglich. Neben den Heilinjektionen erhielt er zusätzlich Neuraltherapie an einer größeren Narbe an der Backe.

> Viele Ärzte übersehen Narben einfach. Manche Menschen, überwiegend Männer, haben eine Nabelnarbe, die von einem Nabelbruch herrührt. Solche und andere Narben – Pockennarben, Blinddarm-Operationsnarben und sonstige Operationsnarben – sind Herde. Sie »stören« den Körper erheblich. Diese Menschen leiden unter vielen kleinen Beschwerden.

Kindersegen

Ihren Mann mitgebracht hatte die hübsche 21jährige Iranerin *Manisha R.*, die auf meinem Behandlungsstuhl Platz genommen hatte. Die Untersuchung ergab, daß die Weisheitszähne nur halb herausgewachsen waren und die unteren mittleren Zähne so eng standen, daß dies kein schöner Anblick war. Ich erklärte ihr, daß eine Regulierung für diese Zähne unabdingbar sei, aber vorher die Weisheitszähne entfernt werden müßten, sonst könne sie keine Kinder bekommen.

Viel zu enge Zahnstellung

> **!** Erschrocken stand da der Ehemann auf und sagte, sie hätten schon vier Frauenärzte genau wegen dieses Problems erfolglos bemüht.

Die unteren Weisheitszähne, die erst mit 18 bis 24 Jahren herauswachsen, tragen dazu bei, daß die unteren Frontzähne aus der Reihe gerückt und zusammengeschoben werden.

Wie geplant wurden bei *Manisha R.* die Weisheitszähne entfernt, und die Patientin erhielt eine herausnehmbare Regulierungsplatte. Sie trug diese Regulierung zwei Jahre lang; dann stellte sich tatsächlich auch der erwünschte Kindersegen ein.

Anhang

Glossar

Alveole
Zahnfach; das knöcherne Zahnfach im Ober- und Unterkiefer

Amalgam
Legierung aus Quecksilber mit einem oder mehreren anderen Metallen

Aufhellung
Dunkler Fleck im Röntgenbild (Verschattung – heller Fleck im Röntgenbild). Man spricht von »Aufhellung«, weil früher von den Röntgenaufnahmen Röntgenpositive hergestellt wurden: Verdunkelungen erschienen dann hell.

Aufhellung, zirkumskripte
An der Wurzelspitze befindlicher und im Röntgenbild sichtbarer dunkler, glatter, umrandeter Fleck; Kugel, die man auch als Granulom bezeichnen kann. Das Gegenstück ist die diffuse Aufhellung.

Aufhellung, diffuse
Im Röntgenbild: ein unregelmäßig begrenzter Fleck an der Wurzelspitze; Zeichen, daß sich das entzündete Gewebe schrankenlos in den Knochen ergießt.

Dentin
Auch Zahnbein genannt, die Hauptmasse des Zahns. Es umschließt die Pulpa und ist im Kronenteil vom Schmelz überzogen.

DMPS-Urintest
Urintest zum Nachweis u.a. von Quecksilber, Kupfer und Formaldehyd

Elektroakupunktur (EAV) nach *Voll*
Verfahren zur Testung der Zahn- und Herdaktivität mittels eines Elektrotest-Meßgeräts (ähnlich einem Hautwiderstands-Meßgerät). Entwickelt von *Dr. Voll* und *Dr. Kramer*.

Elektrotest-Meßgerät
Siehe Elektroakupunktur

Granulom
Geschwulstähnliche, knötchenförmige Neubildung aus Granulations-
gewebe, als Gewebereaktion auf allergisch infektiöse oder chronisch
entzündliche Prozesse im Zahn.

Heilinjektionen (»Heilanästhesie«)
Begleittherapie mit Injektionen eines Lokalanästhetikums. Nach einer
schweren Kieferoperation empfiehlt sich eine (vierteljährlich zu wie-
derholende) Nachbehandlung mit Heilinjektionen.

Huneke-Test
Siehe Sekundenphänomen

Hypophyse
Hirnanhangsdrüse; hormonales Steuerungsorgan

Impaktierter Zahn
Der ganz in den Kieferknochen eingebettete Zahn

Impletol
Novocain-Koffein-Gemisch, ein Lokalanästhetikum; siehe Sekundenphänomen

Karies
Zahnfäule (Morschsein, Fäulnis), Zerstörung des Zahnschmelzes

Lokalanästhetikum
Hier: injiziertes örtliches Betäubungsmittel

Mandelpole
Injektionsort an der Gaumenmandel (Tonsille)

Mandibularnerv (Nervus mandibularis)
3. Ast des Trigeminus

Milchzähne
Die ersten Zähne des Kindes, deren Durchbruch um den sechsten bis
achten Monat beginnt und mit zwei bis zweieinhalb Jahren beendet ist.
Das Milchgebiß besteht aus 20 Zähnen (acht Schneidezähne, vier Eckzähne und acht Molaren)

Nervus maxillaris
2. Ast des Trigeminus

Neuraltherapie (nach *Huneke*)
Gezielte Behandlung des vegetativen Nervensystems und peripherer
Nerven mit einem Lokalanästhetikum (lokales Betäubungsmittel). Vgl.
z.B. das Sekundenphänomen.

Ostitis
Knochenentzündung

Ostitische Veränderung
Eine im Röntgenbild sichtbare Entzündung des Knochens, z.B. an der
Wurzelspitze

Panoramaaufnahme
Übersichts-Röntgenaufnahme des Ober- und Unterkiefers

Parodontitis
Entzündung des Zahnbetts (Parodontium)

Parodontose
Nichtentzündlicher Schwund des Zahnbetts, fälschlich oft für Parodontitis

Periodontalspalt
Aus der Röntgendiagnostik: sichtbar verbreiterte Wurzelhaut

Procain
Lokalanästhetikum für Heilinjektionen

Pulpa, Pulpa dentis, Zahnpulpa, Zahnmark
Die Pulpa ist das Innere des Zahns. Ein feinfaseriges Bindegewebe mit
Blutgefäßen und Nervenfasern. Dieses spezielle Bindegewebe ist das
gleiche, das sich in manchen Körperorganen findet; es steht schon
dadurch mit dem Organismus in Verbindung.

Pulpitis
Entzündung der Pulpa

Restostitis (Plural: Restostitiden)
Im Röntgenbild sichtbare Knochenentzündung. Meist war hier vor
Jahren ein Zahn gezogen worden und die Wunde schlecht verheilt.

Retiniert
Zurückgehalten. Ein retinierter Zahn ist ein noch im Kiefer steckender, nicht durchgebrochener Zahn

Sekundenphänomen
Von dem Arzt *Ferdinand Huneke* 1925 entwickelte »Heilanästhesie« aus einem Novocain-Koffein-Gemisch (Impletol). Diese Injektion wird an den vermuteten Herd (Fokus), insbesondere an die Wurzelspitze des kranken oder toten Zahns gesetzt. Setzt daraufhin innerhalb von Sekunden Schmerzfreiheit eines Organs ein, die bis zu acht Stunden andauern kann, so kann man davon ausgehen, daß dieser injizierte Zahn Ursache des Leidens ist.

Sklerose
Verhärtung (z.B. des Knochens)

Tasche, Zahntasche
Normalerweise umschließt das Zahnfleisch den Zahn ganz fest. Eine Tasche ist ein Zwischenraum zwischen Zahn und Zahnfleisch, oft bei Weisheitszähnen oder bei Parodontose.

Tennisarm
Hier: Schmerzen im Ellenbogengelenk. Tennisarmbeschwerden müssen nicht vom Tennisspielen herrühren.

Trigeminus
Hirnnerv. Der Nerv, der mit drei Trigeminusästen das Gesicht versorgt. Ast Nr. 1 versorgt das Auge und Umgebung (Nervus ophthalmicus). Ast Nr. 2 versorgt den Oberkiefer (Nervus maxillaris). Ast Nr. 3 versorgt den Unterkiefer (Nervus mandibularis).

Trigeminusneuralgie
Damit werden meist nur unbestimmte Schmerzen einer Gesichtshälfte bezeichnet. Die echte Trigeminusneuralgie ist ein Sekunden bis Minuten dauernder, messerscharfer Gesichtsschmerz, der anfallsweise auftritt.

Urintest
Siehe DMPS-Urintest

Verschattung
In der Röntgensprache ein heller Fleck im Röntgenbild. Verdichtung des Knochens, z.B. eine Knochenkugel oder ein im Kiefer zurückge-

bliebener Zahn (Gegensatz: Aufhellung). Man spricht von »Verschattung«, weil früher von den Röntgenaufnahmen Röntgenpositive hergestellt wurden: Helle Flecken erschienen dann dunkel.

Vitalitätsprüfung
Sensibilitätsprüfung mit Chloräthyl, CO_2-Schnee, heißer Guttapercha oder elektrischen Impulsen. Der Test erlaubt noch keine 100%ige Aussage darüber, ob ein Zahn tot ist oder lebt.

Voll-Test
Kurzbezeichnung für Messungen mit dem Elektrotest-Meßgerät im Rahmen der Elektroakupunktur nach *Dr. Voll*. Siehe Elektroakupunktur

Wurzelspitzenresektion
Die operative Entfernung der Wurzelspitze

Wurzelfüllung
Maßnahme bei einem toten Zahn. Nachdem die Pulpa entfernt worden ist, wird der Wurzelkanal nach gründlicher Reinigung mit einer Masse gefüllt.

Zahnkrone
Der äußere, sichtbare Teil des Zahns mit seinen Zahnhöckern

Zahnleiste
Der sich in der Entwicklung befindliche, noch nicht durchgebrochene Zahn

Zahnsäckchen
Das noch embryonale Gewebe des Zahns im Kiefer, aus dem sich später der Zahn entwickelt

Zahnschmelz
Die äußere Schicht der Zahnkrone. Er ist die härteste Substanz des menschlichen Organismus.

Zement (Wurzelzement)
Umzieht die Zahnwurzel; befindet sich im Bereich vom Kronenrand bis zur Wurzelspitze.

Zyste
Eine Blase; pathologischer Hohlraum mit verschiedenen Arten von Flüssigkeiten

Literatur

Adler, E.: Allgemein-Erkrankungen durch Störfelder (Trigeminus-bereich) (2. Aufl.). Heidelberg 1977, Verlag für Medizin Dr. Ewald Fischer

Adler, E.: Weisheitszahn – Unglückszahn. Biologische Zahnmedizin, Heft 2/1987, S. 46–57

Bott, V.: Anthroposophische Medizin Bd 2. Heidelberg 1985, Haug

Broich, I.: Sprache Mundraum Seele. Heidelberg 1992, Hüthig

Daunderer, M.: Amalgam. Landsberg–München–Zürich 1989, eco-med verlagsgesellschaft mbH (= Sonderdruck aus: Klinische Toxikologie 46. Ergänzungslieferung 9/89)

Daunderer, M.: Handbuch der Umweltgifte. Klinische Umwelttoxikologie für die Praxis. Landsberg–München–Zürich 1989, ecomed verlagsgesellschaft mbH

Dixter, C., Langlais, R.P. u. Lichty, G.C.: Intraorale Röntgendiagnostik III. Stuttgart 1983, Thieme

Dosch, J.P.: Wissenswertes über die Neuraltherapie nach Dr. Huneke (9. Aufl.). Heidelberg 1972, Haug

Fudalla, S.G.: Die Infrastruktur des Organismus. Uelzen 1989, Medizinisch Literarische Verlagsgesellschaft

Glaser, M. u. Türk, R.: Herdgeschehen, Diagnostik und Therapie. Heidelberg 1982, Verlag für Medizin Dr. Ewald Fischer

Gleditsch, J.M.: Mundakupunktur, Orale Akupunktur als Schlüssel zum Verständnis regulativer Funktionssysteme. Schorndorf 1979, WBV Biologisch-Medizinische Verlagsgesellschaft

Härtel, H.: Bildatlas der Herddiagnostik im Kieferbereich. Heidelberg 1992, Haug

Hauschka, R.: Ernährungslehre (5. Aufl.). Frankfurt am Main 1974, Vittorio Klostermann

Heine, H.: Lehrbuch der biologischen Medizin. Stuttgart 1991, Hippokrates

Huneke, F.: Das Sekunden-Phänomen (3. Aufl.). Heidelberg 1970, Haug

Internationale Medizinische Gesellschaft für Elektroakupunktur (Hrsg.): EAV – Elektroakupunktur nach Voll. Uelzen 1989, Medizinisch Literarische Verlagsgesellschaft

Kramer, F.: Die Elektroakupunktur-Diagnostik der Restostitis (2. Aufl.). Hamburg 1964, Medizinisch Literarischer Verlag Dr. Blume & Co.

Kramer, F.: Elektroakupunktur in der zahnärztlichen Praxis. Heidelberg 1995, Haug

Kramer, F. u. Peesel, H.: Amalgam, Mundbatterien und das Grundsystem. Hersbruck 1982, Pfeiffer

Langlais, R.P. u. Bentley, K.C.: Intraorale Röntgendiagnostik II. Stuttgart 1981, Thieme

Langlais, R.P. u. Kasle, M.J.: Intraorale Röntgendiagnostik I. Stuttgart 1980, Thieme

Lechner, J.: Herd, Regulation und Information. Heidelberg 1993, Hüthig

Mastatier, O.: Ganzheitliche Zahn-, Mund- und Kieferheilkunde. München 1995, Urban & Schwarzenberg

Pischinger, A.: Das System der Grundregulation. Grundlagen für eine ganzheitsbiologische Theorie für Medizin (4. Aufl.). Heidelberg 1975, Haug

Pflaum, H.: Bioelektrische Funktionsdiagnostik (2. Aufl.). Heidelberg 1988, Haug

Reichert, P. u. Treuenfels, H.v. (Hrsg.): Biologische Zahnmedizin. Uelzen 1992, Medizinisch Literarische Verlagsgesellschaft

Stiefvater, E.W.: Die Organuhr (11. Aufl.). Heidelberg 1993, Haug

Thomsen, J.: Ontogene Herde und Störfaktoren, Diagnostik und Therapie mittels Elektroakupunktur nach Voll (EAV). Uelzen 1985, Medizinisch Literarische Verlagsgesellschaft

Voll, R.: Topographische Lage der Meßpunkte der Elektroakupunktur nach Voll (EAV) (4. Aufl.). Uelzen 1980, Medizinisch Literarische Verlagsgesellschaft

Voll, R.: Wechselbeziehungen von Odontonen und Tonsillen zu Organen, Störfeldern und Gewebssystemen (4. Aufl.). Uelzen 1977, Medizinisch Literarische Verlagsgesellschaft

Wendt, L.: Die Eiweißspeicher-Krankheiten. Protheothesaurismosen. Heidelberg 1984, Haug

Werthmann, K.: Enterale Allergien. Heidelberg 1985, Haug

Worlitschek, Michael: Praxis des Säure-Basen-Haushalts. Heidelberg 1991, Haug

Zeidler, M. u. Wulffius, M.: Parodontose. München 1973, Goldmann

Stichwortverzeichnis

Aus unserem Ratgeber-Programm

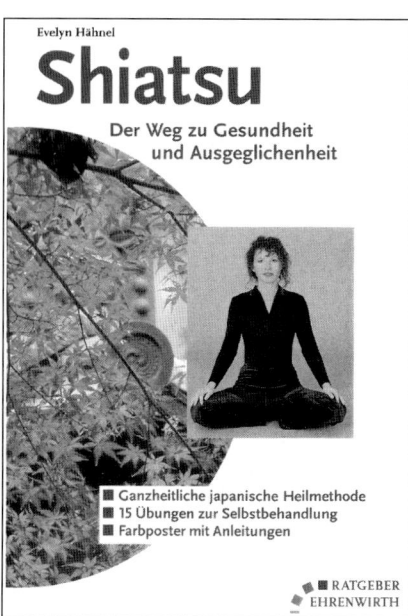

Evelyn Hähnel

Shiatsu

Der Weg zu Gesundheit
und Ausgeglichenheit

- Ganzheitliche japanische Heilmethode
- 15 Übungen zur Selbstbehandlung
- Farbposter mit Anleitungen

RATGEBER
EHRENWIRTH

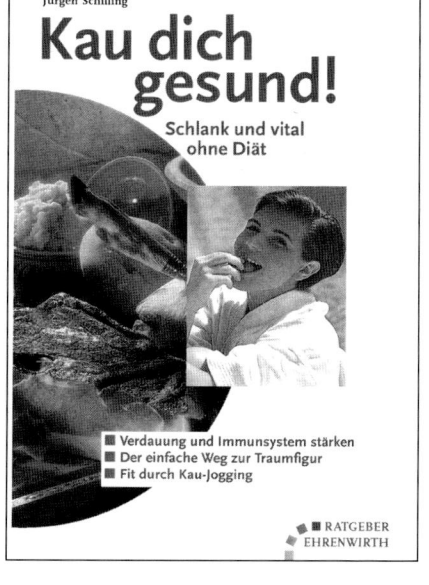

Jürgen Schilling

Kau dich gesund!

Schlank und vital
ohne Diät

- Verdauung und Immunsystem stärken
- Der einfache Weg zur Traumfigur
- Fit durch Kau-Jogging

RATGEBER
EHRENWIRTH

**Evelyn Hähnel: Shiatsu.
Der Weg zu Gesundheit und
Ausgeglichenheit**
*Die ganzheitliche japanische Körpertherapie,
die die Energie im Menschen frei fließen läßt.
Die Leserinnen lernen die Zusammenhänge
von Gesundheit und Krankheit kennen und
können sich mit Shiatsu selbst behandeln.
Ein Farbposter mit Anleitungen ergänzt diesen
Ratgeber aus der Feder einer erfahrenen
Shiatsu-Therapeutin.*
96 Seiten, mit zahlr. Farbfotos.

Jürgen Schilling: Kau dich gesund!
*Schlank und gesund durch die Technik des
richtigen Kauens. »Kau-Jogging« ist eine
genußvolle Methode, mit der sich ein
verändertes, gesünderes Kau- und Eßverhalten
dauerhaft antrainieren läßt. Essen und Trinken
ohne Schuldgefühle und schlechtes Gewissen!*
Ca. 144 Seiten, mit zahlr. Farbfotos.

Aus unserem
Ratgeber-Programm

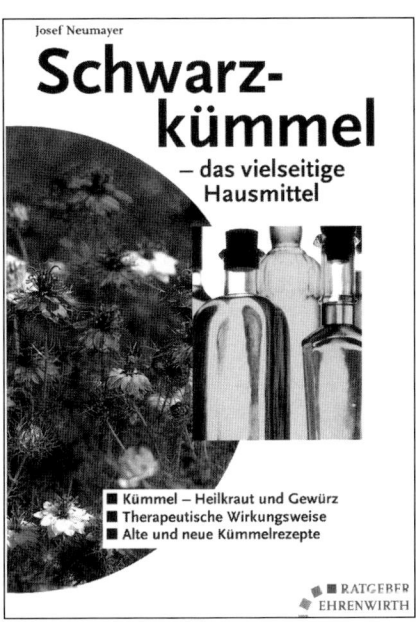

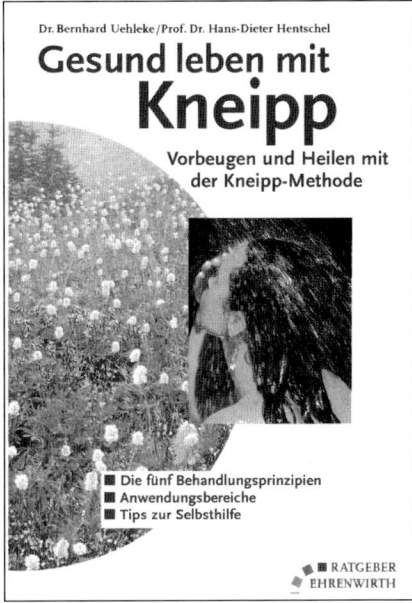

Josef Neumayer: Schwarzkümmel – das vielseitige Hausmittel

Das seit Jahrtausenden bewährte Naturheilmittel bietet eine Fülle therapeutischer und prophylaktischer Möglichkeiten. Als Öl und als Gewürz trägt Schwarzkümmel entscheidend zur Verbesserung des Gesundheitszustands bei: Er hilft bei vielen Erkrankungen, von allgemeiner Immunschwäche bis zur Wundheilung, von Asthma bis zu Migräne und Neurodermitis.
120 Seiten, mit zahlr. Farbfotos.

Uehleke/Hentschel: Gesund leben mit Kneipp

Ein umfassender Überblick über die Anwendungsmöglichkeiten der Kneippschen Lehre in unserer Zeit, auf dem aktuellen Stand sowohl der Schulmedizin als auch der Naturheilkunde. Die Autoren zeigen, wie mit der Kneipp-Methode auf vielfältige Weise ein gesundes Leben erreichbar ist.
184 Seiten, mit zahlr. Farbfotos.

Aus unserem
Ratgeber-Programm

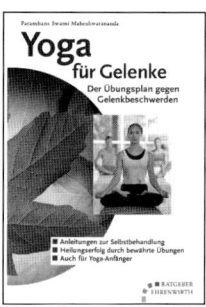

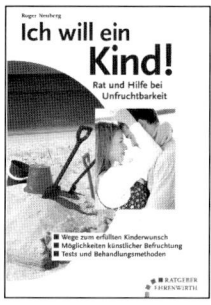

**Paramhans Swami Maheshwarananda:
Yoga für Gelenke**
*Mit regelmäßigen täglichen Yogaübungen können
Gelenkbeschwerden vermieden, vermindert oder
sogar beseitigt werden. Durch die bewußte
Durchführung der Bewegungen im Einklang mit
Atmung und Entspannung entwickelt sich eine
Harmonie von Körper und Geist, die Gesundheit
und Wohlbefinden fördert.*
120 Seiten, mit zahlr. Illustrationen.

Roger Neuberg: Ich will ein Kind!
*Tausende von Paaren werden jährlich mit der
eigenen Unfruchtbarkeit konfrontiert. Dieser
übersichtliche und verständliche Ratgeber erklärt,
wie und warum Unfruchtbarkeit auftreten kann,
und zeigt Chancen und Möglichkeiten für
physische und psychische Hilfen auf.*
208 Seiten, mit zahlr. Illustrationen.

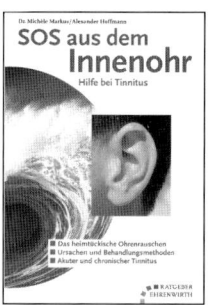

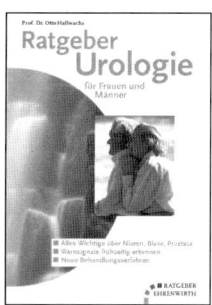

**Markus/Hoffmann:
SOS aus dem Innenohr**
*Es klingelt und saust, es pfeift und hämmert
- viele Menschen leiden unter Ohrgeräuschen.
Die Zahl der Betroffenen geht in die Millionen.
Dieser Ratgeber erklärt, was es mit dem
heimtückischen Ohrenrauschen auf sich hat
und welche Möglichkeiten es heute gibt, das
komplexe Leiden Tinnitus zu bekämpfen und
zu lindern.*
136 Seiten, mit zahlr. Illustrationen.

**Prof. Dr. Otto Hallwachs: Ratgeber
Urologie**
*Fast jeder Mensch wird im Laufe seines Lebens
mit dem Thema »Urologie« konfrontiert. Beim
Auftreten von Beschwerden sind die Patienten
aber häufig ratlos. Dieser urologische Ratgeber
informiert ausführlich und leichtverständlich über
Erkrankungen der Nieren und der
harnableitenden Organe bei Frauen und
Männern.*
184 Seiten, mit zahlr. Illustrationen.

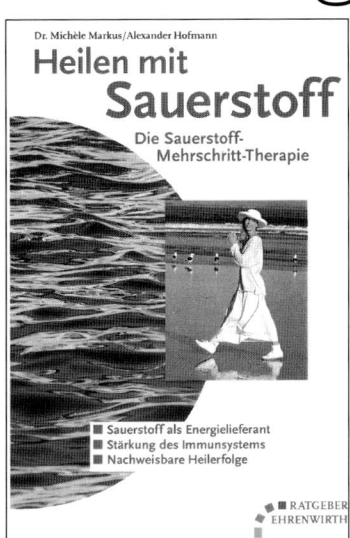
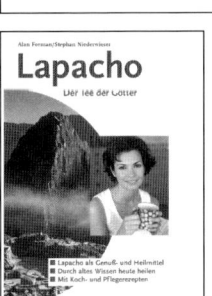
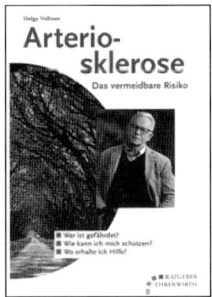